歯科衛生士国家試験
直前マスター❸

チェックシートでカンペキ

臨床科目

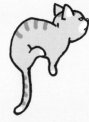

歯科衛生士
国試問題研究会 編

医歯薬出版株式会社

はじめに

TORRACO

　歯科衛生士国家試験受験者にとって，臨床歯科医学は避けて通れない科目です．問題数も多いので，この科目の攻略は合格への近道となります．また，【歯科保健指導論】【歯科診療補助論】とも密接につながっている分野です．

　この本は，臨床歯科医学に含まれる臨床科目の大切なところを中心にまとめ，効率的に学習できるようになっています．

　持ち歩けるように小さな判でつくりました．国家試験まで時間のあるときは，いつでも復習できるように，そばに置いてください．そして，ぜひ国家試験に合格して，臨床に精通したすばらしい歯科衛生士になってください．

　みなさんの健闘を祈ります．

2023年8月
歯科衛生士国試問題研究会

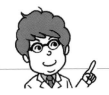

本書の使い方

1. **特徴**
   最近5年間の歯科衛生士国家試験を分析し, 出題頻度の高い項目を図や表を用いて, 簡潔にまとめました.

2. **赤字は国家試験で実際に出題された用語や, とくに大切な事項です. 赤いチェックシートを使って, 必ずマスターしましょう.**

3. **国家試験の出題傾向を考えて★の数で重要度を示しました. ★の数が多い項目は必ず取り組んでください.**

   ★ ……… 出る
   ★★ …… よく出る
   ★★★ … 非常によく出る

   ★の数だけ, 繰り返し, 学習する方法もオススメです.

4. **好きな科目から始めてください. 苦手な科目は時間がかかるので, 早めに取り組みましょう.**

5. **試験まではいつも持ち歩いて, 暇なときに少しでも見るようにしましょう. お守り代わりになり, 安心して試験に臨むことができるはずです.**

[記号について]

CP … Check Point
ゴロ … ゴロアワセ

本当に大事な項目をまとめました.

★の数で重要度がひとめでわかります. 3つ星は国試にとてもよく出題される項目です. 必ず確認しましょう.

赤いシートと本書さえ持っていれば, いつでもどこでも重要ワードを覚えることができます.

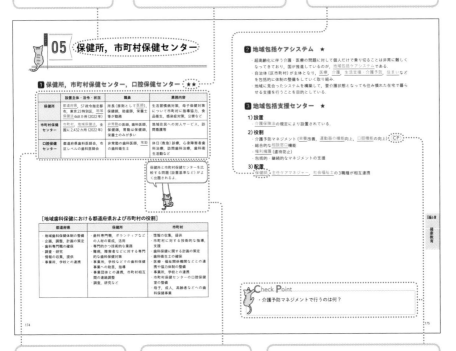

必要な情報を表でまとめているので, 比較的簡単に覚えられるはずです.

国試の傾向を知り尽くしたTORRACOからのアドバイスは必見です!

Check Pointで, 時折, 立ち止まって復習してみてください. ほかにTORRACOの"覚え方"や"ゴロアワセ"もあるので, 楽しみながら勉強してください.

歯科衛生士国家試験 直前マスター❸ チェックシートでカンペキ！臨床科目

令和4年版出題基準対応

1章 歯科臨床総論 1

2章 保存修復学・歯内療法学 ———— 25

3章 歯周病学 …………………………55

4章 歯科補綴学 ‥‥‥‥‥‥‥‥‥‥‥75

5章 口腔外科学・歯科麻酔学 ································· 95

6 章 歯科矯正学 ……………………………………………………125

7章 小児歯科学 143

8章 高齢者歯科学 179

9章 障害児者歯科学 ·················· 199

1章

歯科臨床総論

POINT

　この科目は，ほかの科目とオーバラップする問題が多いのが特徴です．

　本書では，歯科医療の概要，臨床検査，歯科放射線に関する項目を取り上げています．

　最近の特徴として，医療倫理やインフォームド・コンセント，チーム医療に関する問題が必ず出題されています．

　放射線に関する問題は，【歯科診療補助論】の分野で出題されることが多くなりましたが，ここでまとめて覚えておきましょう．

　その他，法規，器具の取り扱い，歯科材料の性質，消毒・滅菌などの出題がありますが，ほかの臨床科目や歯科衛生士業務関連科目で対応できる内容となっています．

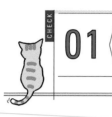

01 医療面接と医の倫理

1 医療面接の基本的事項 ★

1) 診察の進め方
- 診察とは，患者がもっている精神的・肉体的異常を正確に把握し，患者が健康状態に復帰できるように行う適切な処置 (治療) を施すうえでの根拠を得るための医療行為.

2) 診察の手順
① 患者の訴える自覚症状 (愁訴〈symptom〉) を聴取する (医療面接).
② 患者の身体に現れている異常な他覚的所見 (徴候〈sign〉) を眼で見る，手で触るなどで観察する (身体診察).
③ 必要に応じて臨床検査を実施する.
④ これらを通して，病態を把握し，疾病を診断〈diagnosis〉する.

3) 医療面接の進め方
- 患者，患者の家族，実際に介護している人達から，患者背景，主訴，現病歴，既往歴，家族歴などを聴取し，患者の身体的，精神的，社会的状態についてよく観察する.
- 質問や観察には主観や偏見，決めつけなどが入らないように注意する.
- 得られた情報は診療録に記載し，保存することが重要である.

4) 医療面接の手順
① 主訴
② 現病歴
③ 既往歴
④ 家族歴
⑤ 発達歴 (小児の場合)
⑥ 社会背景 (生活習慣・社会歴)
⑦ 解釈モデル (患者の考え方・希望)

2 医の倫理 ★★★

医師の職業倫理	人を対象とする 医学研究の倫理	患者の権利
ヒポクラテスの誓い （古代ギリシャ） 医師の職業的倫理の明文化 伝統的倫理観： パターナリズム ①患者への献身 ②人命の尊重 ③守秘義務	ニュルンベルグ綱領 (1947) 第二次世界大戦中の人体実験に対する反省から生まれた，医学研究の倫理規範の先駆け 被験者の自発的同意の明文化	
ジュネーブ宣言 (1948) ヒポクラテスの誓いの現代版 ①人類への奉仕 ②良心と尊厳の保持 ③患者の命・健康の優先 ④患者の差別の否定 ⑤守秘義務	ヘルシンキ宣言 (1964) ニュルンベルグ綱領を踏襲 ①被験者の権利・福利の優先 ②被験者の尊厳やプライバシーの保護 ③被験者の自発的参加 ④自由意思によるインフォームド・コンセント ⑤研究倫理委員会の承認	リスボン宣言 (1981) ①良質の医療を受ける権利 ②選択の自由の権利→セカンドオピニオン ③自己決定の権利→インフォームド・コンセント ④情報に対する権利→知る権利 ⑤守秘義務に対する権利 ⑥健康教育を受ける権利 ⑦尊厳に対する権利→尊厳死
マドリッド宣言 (1987) 医師の自己規律（自律）：プロフェッショナル・オートノミー		

CP①

3 医療倫理の四原則〔バイオエシックス（生命倫理）の四原則〕 ★

・ビーチャムとチルドレスが提唱した．
①自律尊重：患者の自己決定を尊重する．
②無危害：患者に意図的に害を与えない．
③善行（仁恵）：患者の福利を積極的に促進する．
④正義：各人に対して公平にする．

4 自己決定権 ★★

・日本国憲法第13条やリスボン宣言を根拠としている．

5 インフォームド・コンセント ★★★

・「医療従事者側からの十分な説明」に基づく「患者側の理解・納得・同意・選択」のことであり, 自己決定権の行使を目的としている.
・すべての医療従事者の努力義務として, 医療法に規定されている. CP②

6 インフォームド・アセント ★

・インフォームド・コンセントを与える能力を欠くと判断される対象者 (小児等) が, その理解力に応じたわかりやすい言葉で説明を受け, 理解・賛意を表すること.

7 セカンドオピニオン ★★★

・主治医以外の医師の意見を求めること.
・リスボン宣言に規定されている.

8 守秘義務 ★★

・正当な理由がないのに, 業務上知り得た患者情報を漏らしてはならない.
・歯科衛生士の守秘義務は歯科衛生士法に規定されている (歯科医師の守秘義務は刑法に規定されている). CP③

9 人を対象とする生命科学・医学系研究に関する倫理指針 ★

・人を対象とする生命科学・医学系研究の適正な実施を目的に, 全ての研究関係者が遵守すべき事項について, 文部科学省, 厚生労働省と経済産業省が定めた指針.

Check Point

① リスボン宣言における患者の権利とは?
② インフォームド・コンセントの根拠法は?
③ 守秘義務の根拠法は?

02 検査方法の種類

1 生体検査 ★★

・患者の生体から直接情報を得る検査.
　　例：体温・血圧・脈拍の測定，心電図，肺活量，歯周ポケット測定，歯髄電気診など

2 検体検査 ★★

・患者から採取したサンプルから情報を得る検査.
　　例：尿検査，血液検査，病理検査，細菌検査など

3 感染症の検査 ★★★

・白血球数と血液像の観察：増減や形態は疾病によって特徴的.
・赤血球沈降速度の測定：感染症に罹患すると速度が促進する. 疾患を特定することはできない.
・C反応性タンパク〈CRP〉：炎症反応を反映して血清中に出現する. 通常は認められず病勢とよく相関する.

4 肝機能の検査 ★★★

・AST (GOT)：肝障害時に上昇する.
・ALT (GPT)：肝障害時に上昇する.
・γ-GTP：アルコール飲用と関連して上昇する.
・LDH〈乳酸脱水素酵素〉：臓器の破壊で上昇する. 肝臓に特異性はない.
・ALP〈アルカリフォスファターゼ〉：肝・胆道系疾患で増加する.
・ビリルビン：上昇して黄疸を引き起こす.

5 出血性素因の検査 ★

・出血性素因とは，全身的に出血しやすい，あるいは容易に血が止まりにくい状態のこと.
・出血時間，全血凝固時間，毛細血管抵抗性試験，PL〈血小板数〉，PTT〈部分トロンボプラスチン時間〉，PT〈プロトロンビン時間〉など

6 腎機能の検査 ★

・血清クレアチニン〈Cr〉
・血中尿素窒素〈BUN〉

7 糖代謝の検査　★★★

糖尿病の検査項目と診断基準
①および②が確認された場合は「正常型」と判定．③～⑥が確認された場合は「糖尿病型」と判定し，別の日に検査して再度「糖尿病型」と判定されたら「糖尿病」と確定診断．なお，初回の検査で「糖尿病型」に該当するのが⑥のみで，再検査でも血糖値が糖尿病型ではなく⑥のみの場合には「糖尿病の疑い」として再検査を行う．「正常型」「糖尿病型」のいずれにも属さない場合は「境界型」と判定する．

検査項目	判定基準	
	正常型	糖尿病型
空腹時血糖値	①110mg/dL未満	③126mg/dL以上
75g経口ブドウ糖負荷試験2時間値（75gOGTT2時間値）	②140mg/dL未満	④200mg/dL以上
随時血糖値		⑤200mg/dL以上
HbA1c	4.9～6.0%※	⑥6.5%以上

(日本糖尿病学会：糖尿病診療ガイドライン2019)

※共用基準範囲 (JCCLS) の基準範囲

8 貧血の検査　★★

・赤血球〈RBC〉数
・ヘモグロビン〈Hb〉量
・ヘマトクリット〈Ht〉値

9 脂質の検査　★

・中性脂肪〈TG〉
・総コレステロール
・LDLコレステロール (悪玉コレステロール)
・HDLコレステロール (善玉コレステロール)

10 口腔機能低下症の検査　★★

・3項目以上該当する場合に診断される．
①口腔衛生状態不良
②口腔乾燥
③咬合力低下
④舌口唇運動機能低下
⑤低舌圧
⑥咀嚼機能低下
⑦嚥下機能低下

HbA1cは糖尿病を診断する1つの指標．赤血球中に含まれるヘモグロビン〈Hb〉にブドウ糖が結合したもので，過去1～2カ月間の平均血糖値を反映するよ．

「口腔機能低下症」の詳細は，p.188を見てね．

03 エックス線物理の基本的事項

1 エックス線の性質 ★★

- 真空中では光速 (3×10^8 m/s) で進む光子である.
- 電荷や質量をもたない.
- 屈折, 回折, 干渉, 反射などの波動的現象を示す.
- 物質に入射すると, 透過, 吸収, 散乱する.
- 電磁波の一種で, 電離作用をもつ. 電場や磁場の影響を受けない.

2 電磁波の分類 ★

- 電磁波は波長の長いほうから電波・光・放射線となる.

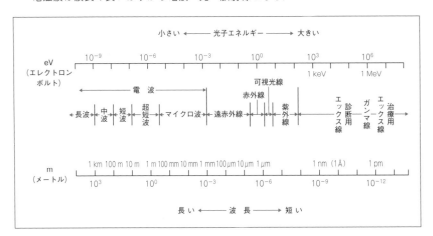

3 エックス線の作用 ★★

(1) 電離作用:外部から原子に与えられるエネルギーが大きいときにみられる, 原子から電子が離れること. 放射線治療に応用される.

(2) 励起作用:外部から原子にエネルギーが与えられることで生じる作用. 非常に不安定なため, 元の状態に戻るときに電磁波が放出される.

(3) 着色作用:ある特定の物質に当たるとそれを着色させる性質で, 線量計に応用されている.

(4) 写真作用:写真乳剤に作用して, フィルムを感光させる.

(5) 蛍光作用:増感紙の増感粒子から蛍光を多数発生させる作用で, フィルムを感光させる.

4 エックス線のエネルギーと波長　★★

- エネルギーの高いエックス線は波長が短く，物質をよく透過する（硬いエックス線）．
- エネルギーの低いエックス線は波長が長く，物質に吸収されやすい（軟らかいエックス線）．

5 エックス線の減弱　★★

1）距離による減弱
- 距離の逆2乗の法則に従う（2乗に反比例）．
- 線源との距離が離れているほど減弱し，距離が2倍になるとエックス線の量は1/4になる．

2）物質との相互作用による減弱
- エックス線が物質を透過する際に，物質の原子番号，密度，厚さやエックス線の波長により減弱する．
- 物質の原子番号が大きいほどエックス線を吸収する（減弱される）．
- 原子番号が同じ場合，物質が厚いほど，密度が高いほどエックス線を吸収する（減弱される）．

3）吸収量の差（減弱の強弱）
- 透過しやすい物質（軟組織，空洞，レジン床，囊胞など）は黒く写り，透過しにくい物質（歯，骨，金属，歯科用セメント，ガッタパーチャポイントなど）は白く写る．
- エックス線透過像とは，被写体がエックス線をほとんど吸収せず（物質を透過して），フィルムを感光させる像で，写真上では黒く写る．

6 エックス線透過性および不透過性の分類　★★

エックス線透過像	エックス線不透過像（白く写る）	CP①
歯髄腔，歯根膜腔，骨髄腔，上顎洞，鼻腔，オトガイ孔，下顎管，歯根囊胞，骨折線，レジン床	エナメル質，象牙質，セメント質，歯槽骨，メタルインレー，メタルクラウン，ガッタパーチャポイント，歯科用セメント，金属床	

注）コンポジットレジン：一般的には透過性だが，最近の材料では添加物が含まれているので不透過像を呈する．

7 放射線の種類 ★

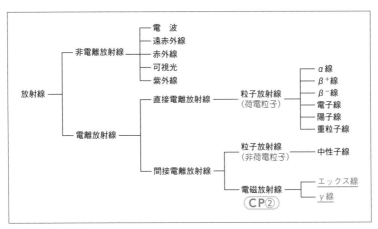

図 放射線の種類

8 放射線の量 ★

1) 吸収線量〈Gy〉
吸収した放射線のエネルギーの総量で，物質の単位質量あたりに吸収された放射線のエネルギーで表す．

2) 照射線量〈C/kg〉
エックス線やガンマ線が空気を電離する能力を評価したもので，電離によって生成された電荷の量で表す．

3) 等価線量〈Sv〉
吸収線量 (Gy) に放射線の種類ごとに定められた放射線荷重係数を乗じたもの．

4) 実効線量〈Sv〉
等価線量に組織別に定められた組織荷重係数を乗じて合計したもの．

Check **P**oint

① エックス線写真上で白く写るのは何がある？

② 電磁放射線には何がある？

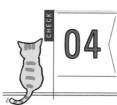

放射線防護の基本

・放射線検査には, 正当化, 最適化がはかられなければならない.
・放射線検査をしないことで患者が得る不利益に比べ, 適切に行われる放射線検査の
　ほうが十分な利益があるため, 医療被曝が認められている.
・患者の被曝だけでなく, 医療従事者の被曝も低減させる必要がある.

1 放射線被曝の分類 ★★

(1) 職業被曝：医療従事者が撮影上やむをえず被曝すること.
(2) 医療被曝：病気の診断や治療を受けるうえで患者が受ける被曝のこと.
　　　　　　　患者の介助で家族などが受ける被曝も医療被曝である.
(3) 公衆被曝：職業被曝, 医療被曝以外のすべての被曝のこと.

2 放射線防護の概念 ★★

(1) 行為の正当化：被曝による損失を上回る利益がなければ, 被曝を伴う行為は正当
　　　　　　　　　化されない.
(2) 防護の最適化：被曝を経済的および社会的要因を考慮して合理的に達成できる限
　　　　　　　　　り低く保つ.
(3) 線量限度：被曝線量に上限を設けるもので, 職業被曝および公衆被曝に対して設
　　　　　　　定される. 医療被曝には制限はない.

3 医療従事者の防護 ★★★

1）放射線防護の三原則 CP

(1) 時　間：線源に接する時間を可及的に短くする.
　　　　　　　[対策] 高感度フィルムやデジタルシステムを使用する.
(2) 遮　蔽：線源と従事者との間に遮蔽物（鉛など）を置く.
　　　　　　　[対策] 防護衣の着用や防護衝立を使用する.
(3) 距　離：線源と従事者との間に十分な距離をおく.

2）被曝線量の測定

・放射線診療従事者の被曝線量の測定は, 個人モニタリング用線量計（ガラスバッジ,
　ルミネスバッジ）で行う.
・個人モニタリング用線量計は, 男性は胸, 女性は腹部に装着する.

❹ 小児の防護の必要性 (小児被曝の特徴) ★

- ・成人と比べて放射線感受性が<u>高い</u>.
- ・余命が長い.
- ・赤色骨髄の割合が高い.
- ・<u>確率的影響</u>が大きい.
- ・甲状腺や生殖腺などへの散乱線の影響が大きい (身体が小さいため).

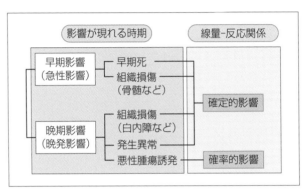

図　放射線影響

❺ 患者の防護 (被曝軽減のための方法) ★★

- ・<u>防護エプロン</u> (含鉛エプロン) の使用➡遮蔽する.
- ・<u>高感度フィルム</u>, <u>増感紙</u>の使用➡照射線量の軽減 (照射時間の短縮)
- ・<u>絞り</u> (コリメータ) の使用➡照射野を必要最小限にする.
- ・<u>ロングコーン</u>の使用➡焦点-被写体間距離を長くする.
- ・<u>フィルタ</u> (濾過板) の使用➡波長の長いエックス線を除去する.
- ・<u>歯科用デジタルエックス線撮影装置</u>の使用➡通常のエックス線フィルム撮影よりも少ない線量で撮影できる.

Check Point

放射線防護の三原則とは?

6 確定的影響と確率的影響 ★★

1）確定的影響

・一定数以上の細胞が損傷を受けた場合に初めて，臨床的に有害な症状が現れる放射線の影響である.
・確定的影響の症状が現れる最小の線量を<u>しきい線量</u>という.
・不妊，白内障，造血器障害などの影響がある.

2）確率的影響

・線量の増加とともに，影響の起こる確率が<u>しきい線量</u>なしに増加する放射線の影響である.
・放射線<u>発がん</u>と，生殖細胞の突然変異による<u>遺伝的影響</u>がある.

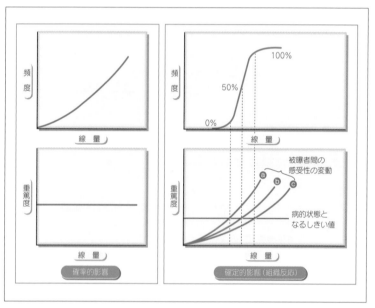

図 確率的影響と確定的影響の線量─効果関係
(ICRP Publ. 41：Nonstochastic Effects of Ionizing Radiation. *Ann. ICRP*. 14(3). Pergamon Press, Oxford, 1984)

05 歯科におけるエックス線撮影

1 口内法エックス線撮影 ★★ CP①

- 患者の口腔内の適切な場所にフィルムを位置させ，これを手指あるいは器具を用いて保定して，口腔外からエックス線を照射し撮影する方法である．
- 平行法，二等分法，咬翼法，咬合法がある．
- 主として歯や歯周組織，歯槽骨を撮影し，う蝕や根尖病変，歯周疾患の検出と病態の把握が目的である．
- 口内法ではノンスクリーンタイプ（増感紙を用いないエックス線フィルム）を使用する．
- 増感紙を用いない撮影法は，被曝線量が多くなる欠点はあるが，画像は鮮明であり，歯の長さや歯槽骨の状態，根尖部病変の有無などを診査することが可能となる．

2 口内法デジタル撮影 ★★★ CP②

- 従来のエックス線フィルムの代わりに口内法用エックス線センサーを用いる．
- 口内法用エックス線センサーは，固体半導体センサー〈CCD〉とイメージングプレート〈IP〉がある．

個体半導体センサーとイメージングプレートの比較

	個体半導体センサー〈CCD〉	イメージングプレート〈IP〉
センサーの大きさ	やや小さく，厚い	フィルムに類似
口腔内での保持	支持器が必須	支持器があったほうがよい
センサーケーブルの有無	あり（無線の場合もある）	なし
画像処理時間	即時	数十秒程度
解像度	高い	やや低い
寛容度	やや小さい	大きい

3 パノラマエックス線撮影 ★★

- 顎骨に沿った断層像で，上下顎の歯，歯周組織，上下顎骨，上顎洞，頬骨弓，下顎枝，顎関節などが1枚の写真上に写し出される．
- う蝕，歯周疾患，囊胞，腫瘍，顎関節疾患，上顎洞疾患，骨折など多くの疾患を検出できる．
- 口内法エックス線撮影より解像度（鮮鋭度）が低く，隣接面う蝕や初期う蝕の検出，歯周組織の詳細な観察には適さない．
- 前歯部は頸椎の障害陰影があるため，観察しにくい場合がある．

4 頭部エックス線規格撮影　★★　CP③

・頭蓋骨の形態の計測，骨の形態異常の診断と治療経過の把握に利用される．
・エックス線管-患者（正中矢状面）-フィルムの位置関係が一定である．
・中心線（主線）は左右のイヤーロッドを通過し，焦点から患者頭部正中間距離は
　150cm，患者頭部正中からフィルム間距離は15cmであり，拡大率が1.1倍となる．

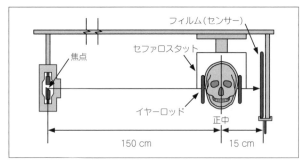

図　頭部エックス線規格撮影（セファログラフィ）の幾何学的配置[1]

5 コンピュータ断層撮影法〈CT〉　★

・人体を中心に管球と検出器が回転し，検出器にエックス線量と位置が記録され，コ
　ンピュータ処理により人体の断層像が形成される．
・骨折や嚢胞，腫瘍など多くの病変の診断に利用される．

6 歯科用コーンビームCT　★★

・従来のCT撮影装置では扇状に広がったエックス線束が用いられるが，本装置では円
　錐形のエックス線（コーンビーム）を用いる．
・埋伏歯の位置確認，歯根破折，歯槽骨吸収を三次元的に把握できる．
・インプラント植立部位の歯槽骨頂から下顎管までの距離測定や頬舌的な植立方向の
　確認が可能である．

7 その他のエックス線撮影法　★★

(1) **Waters撮影法**：主に上顎洞や頬骨弓を観察する.
(2) **後頭前頭方向撮影法**：上下顎骨, 上顎洞, 鼻腔の観察に応用される.
(3) **頭部側方向撮影法**：頭部の側面像が得られるが, 反対側と重なるため適応が限られる.
(4) **頭部軸方向撮影法**：頬骨弓の観察に用いられる.

8 磁気共鳴撮像法〈MRI〉　★

・CTと同様に人体の断層像を形成する画像検査法だが, エックス線は使用しないで磁気を利用するので被曝を伴わない.
・人体を構成する水素原子 (プロトン) の分布状態を画像化する.
・歯科領域では, 顎関節症の診断や腫瘍や嚢胞の診断にも用いられている.

9 超音波断層検査〈US〉　★

・超音波を利用して断層面を撮影する検査方法である.
・顎下リンパ節, 顎下腺, 耳下腺などの診断に用いられる.

Check Point

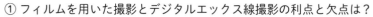

① フィルムを用いた撮影とデジタルエックス線撮影の利点と欠点は?
② IP方式と比べたCCD方式の利点は?
③ 頭部エックス線規格撮影で規格されているのは?

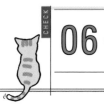

06 平行法，二等分法，咬翼法，咬合法

1 平行法 ★★

1）撮影目的
・<u>隣接面</u>の検査，<u>根面</u>の検査，<u>歯周組織検査</u> `CP`

2）方法
・撮影補助器具を用いフィルムと歯を平行に位置させ，歯軸に対してエックス線を<u>直角</u>に入射させる．

3）特徴
・歯の形態や歯周組織にひずみがない画像が得られる．
・日本人は歯列弓が狭く口蓋が浅いので，<u>根尖部</u>の撮影ができないことが多い．

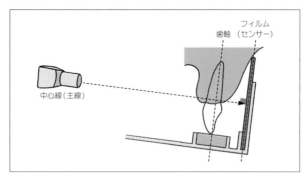

図　平行法

2 二等分法 ★★

1）撮影目的
・<u>根面</u>の検査，<u>根尖</u>の検査，<u>歯根長測定</u> `CP`

2）方法
・フィルムを手指で口腔内に位置させ，フィルムと歯軸のなす角度の二等分面を仮定し，これに垂直にエックス線を入射させる．

3）特徴
・歯軸に対して斜めにエックス線が入射するため，歯の形態にひずみが生じる．
・歯全体が撮影されるため，<u>根尖部</u>の診査が可能である．

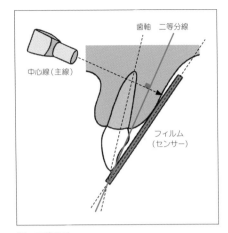

図　二等分法

3 咬翼法 ★★

1）撮影目的

・隣接面の検査，歯周組織検査，上下顎の初期辺縁性歯周炎の検査，修復物の適合性の検査 CP

2）方法

・フィルム横の翼部を患者に咬ませ，上下の歯冠を中心に撮影する．

3）特徴

・根尖部の撮影は不可能である．
・歯軸に対してほぼ直角に放射線が入射するため，得られる画像にゆがみが生じにくい．

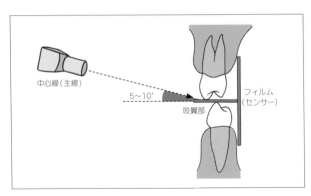

図　咬翼法

4 咬合法 ★★

1）撮影目的
- ・<u>顎骨</u>・<u>顎骨内</u>の診査，<u>口腔底</u>の診査 〔CP〕

2）方法
- ・患者がフィルムを咬むことで口腔内に位置させる．

3）特徴
- ・フィルムは平行法や二等分法などで使用するフィルムより大きく，広範囲の撮影が可能である．
- ・上顎は二等分法，下顎は歯軸位方向撮影を行う．
- ・<u>唾石症</u>や<u>顎骨骨折</u>などの診査が可能である．
- ・顎骨や埋伏歯・過剰歯の<u>頬舌的</u>，<u>近遠心的</u>観察が可能である．

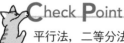

Check Point

平行法，二等分法，咬翼法，咬合法で撮影できる部位は？

07 口内法エックス線（二等分法）撮影法

1 頭部固定 ★

- 患者の正中矢状面を床に対して<u>垂直</u>にする.
- 撮影する側の咬合平面を床に対して<u>平行</u>にする.
- 上顎の顔面基準点は，<u>鼻翼</u>と耳珠を結んだ線が床と<u>平行</u>になるようにする.
- 下顎の顔面基準点は，<u>口角</u>と耳珠を結んだ線が床と<u>平行</u>になるようにする.

2 フィルムの位置づけ ★

- フィルムは原則として前歯部から小臼歯部では<u>縦向き</u>，大臼歯部では<u>横向き</u>に挿入する.
- フィルムマーカーは<u>歯冠</u>側に置く（根尖との重なりを防ぐ）.
- 全顎の歯を撮影する場合は，10枚法あるいは14枚法で撮影する.

3 フィルムの保持方法 ★

- 原則として患者が撮影側と<u>反対</u>側の指で保持する.
  - 例：上顎左側前歯は右側拇指で保持し，ほかの指は開く.
      上顎臼歯部および下顎は示指で保持する.
- フィルムを曲げないように注意する（像の<u>ゆがみ</u>が生じる）.

4 エックス線の照射角度 ★

1）水平的角度
- 正中矢状面を床に対して垂直にした状態での左右方向からの位置
- **(1) 正放線投影**：隣接面どうしが重なり合わない方向から撮影する.
- **(2) 偏近心投影，偏遠心投影**：正放線ではなく，近心，あるいは遠心から投影する撮影法で，歯根の重なりを防ぐ.

2）垂直的角度
歯軸とフィルムの間にできる角度の二等分線に対して垂直にエックス線を照射する.

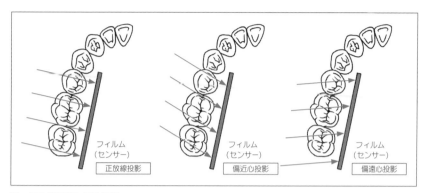

図　正方線投影と偏心投影

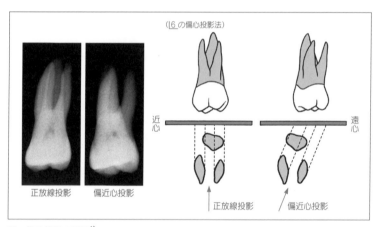

図　偏心投影の活用[1]

5 写真処理の流れ ★★★

①**現像** (20℃, 4〜5分が標準)
感光したフィルムのハロゲン化銀を還元して金属銀にする.

②**中間水洗 (停止)**
現像作用を終了させる.

③**定着** (5〜10分程度)
未感光のハロゲン化銀を水に溶けるようにして洗い流し, 金属銀だけが残るようにする.

④**水洗**
流水下でフィルムに残存する薬剤や定着で生じた化合物 (硫化物) を洗い流す. 水洗が不十分だと長期保存で黄ばみを生じる.

⑤**乾燥**
乳剤中の水分を除去して膜面の保護と長期保存をはかる.

6 黒化度, 写真コントラストの不良と原因 ★★★

・写真処理で用いられる黒化度とはエックス線写真上の黒さの程度のことで, 透過したエックス線が多いほど黒くなる.

・写真コントラストは部位による黒化度の相違のことで, 写真コントラストの悪い写真は鮮鋭度が悪くなる.

・黒化度不足 (フィルム全体が白い)
　➡①照射時間が短すぎる, ②現像温度が低すぎる, ③現像時間が短すぎる,
　　④現像液が疲労している場合に生じる.

・黒化度過度 (フィルム全体が黒い)
　➡①照射時間が長すぎる, ②現像温度が高すぎる, ③現像時間が長すぎる,
　　④現像液が濃すぎる場合に生じる.

	黒化度不足	黒化度過度
現像液温度	低 い	高 い
現像時間	短 い	長 い
現像液の管理	現像液の疲労 (劣化) 現像液の希釈ミス	現像液の希釈ミス
エックス線フィルム	――	期限切れ (かぶりの原因)
照射時間	短 い	長 い

08 パノラマエックス線撮影法

1 パノラマエックス線撮影装置　★★

- ・エックス線束をスリット状にし，頭部側方から後方を経由して反対側まで約220°回転照射して，歯列弓を中心に顎骨の断層像を得る装置.
- ・撮影範囲は上下顎骨で，上顎洞や顎関節の観察も可能である.
- ・鮮鋭度は<u>低く</u>(不鮮明である)，前歯部では障害陰影(像の重なり)がある.
- ・拡大率や断層厚が部位によって異なる.

2 パノラマエックス線撮影の実際　★

1) カセッテの準備

- ・カセッテには<u>増感紙</u>が貼付されており，カセッテによりフィルムの両面と増感紙が密着する.
- ・カセッテには表裏，上下があるので注意する.
- ・患者の氏名，左右側，撮影年月日などをフィルムに記録するために<u>フィルムマーカー</u>を貼付する.

2) 患者の誘導

- ・障害陰影を防ぐため，頭部から頸部の可撤物(ネックレス，イヤリング，義歯など)を外す.
- ・<u>防護エプロン</u>を着用させる.

3) 適切な姿勢

- ・首をできるだけまっすぐな姿勢にし，チンレストに顎をのせる.

4) 適切な位置づけ　CP

- ・正中を合わせる：患者の正中が左右に傾かないように注意する.
- ・水平面を合わせる：<u>フランクフルト平面</u>〈FH平面〉が床面と平行よりもやや上を向いた状態に調節する.
- ・前歯部断層域基準線を犬歯部付近に合わせる.
- ・切端咬合で撮影する.
- ・舌を口蓋につけて撮影する.

3 パノラマエックス線撮影の位置づけミスによる画像変化 ★★

1) 正中矢状面の位置不良（左右のずれ）
・正中矢状面が左右にずれると<u>左右の対称性</u>が悪くなる.
・正中が右にずれると右半分の画像が<u>縮小</u>し, 左半分の画像が<u>拡大</u>される.

2) フランクフルト平面（水平基準線）の位置不良（上下的なずれ）
・フランクフルト平面が上を向くと咬合平面が<u>山型</u>になり, 下を向くと咬合平面は<u>V字型</u>になる.

3) 前歯部の断層域の線の位置不良（前後的なずれ）
・前歯部断層域基準線を適正位置よりも前方に設定してしまうと（適正位置よりも後方に位置づけ）, 頭部とカセッテとの距離が<u>長く</u>なり, 像は拡大する.
・逆に前歯部断層域基準線を後方に設定（適正位置よりも前方に位置づけ）すると, 得られる画像は<u>縮小</u>する.

例) 患者が上を向いた状態になると, 咬合平面は山型になる（第25回歯科衛生士国家試験）

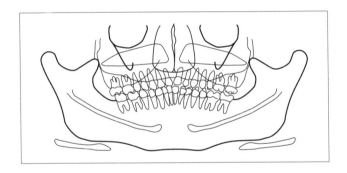

パノラマエックス線撮影の適切な位置づけは？

2章

保存修復学・歯内療法学

POINT

保存修復学は"う蝕の治療"に関する学問です．

う蝕の特徴，治療法の種類と術式，治療に用いる器具の用途，材料の種類と性質が主な出題の内容です．【歯科予防処置論】【歯科診療補助論】と関連する問題が比較的多いので，併せて学習するとよいでしょう．また，う蝕の特徴については，『直前マスター①基礎科目』の病理学で復習しましょう．コンポジットレジン修復やグラスアイオノマー修復など，実際に臨床で使う頻度の高い項目は最重点で学習してください．

歯内療法学は"歯髄と根尖性歯周炎（根尖病巣）の治療"に関する学問です．

歯髄炎・根尖病変の症状と治療法の種類と術式，治療に用いる器具の特徴と使用薬剤に関する問題がよく出題されています．抜髄法や根管消毒薬など，実際に臨床で使う頻度の高い項目は最重点で学習してください．

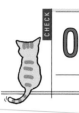

01 う蝕の特徴（臨床的・疫学的）

1 う蝕の発生 ★★

・う蝕原因菌の代謝産物として産生される酸により<u>エナメル質</u>が脱灰されて起こる．
・初めはエナメル質<u>最外層</u>は脱灰されず，<u>表層下</u>のエナメル質から脱灰が生じる．

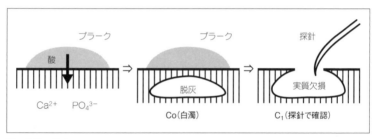

図　う蝕の発生

2 う蝕の分類 ★★★

<u>Co</u>：要観察〈observation〉歯．表層下のエナメル質が脱灰されている．視診で白濁が観察されるが，最表層は破壊されていないので，探針〈エキスプローラー〉では確認できない．強引に擦過すると表層エナメル質が破壊されてC_1になってしまう．よって，健診では探針を使用しない．（CP）
<u>C_1</u>：最表層が破壊され，探針で実質欠損が確認できる．
<u>C_2</u>：う蝕が象牙質に達した状態．
<u>C_3</u>：う蝕が歯髄腔に達した状態．
<u>C_4</u>：歯冠が崩壊し，残根状態のもの．

Check Point

歯科健診では，Coの診断は白濁を目視で確認することで行い，探針を使わないのはなぜ？

3 う蝕の経過による分類　★★★

	急性う蝕	慢性う蝕
対象	若年者に多い.	成人・高齢者に多い.
進行	早い	遅い
軟化象牙質	多い	少ない
着色	少ない (乳白色)	濃い (褐色・黒色)
第二象牙質の形成	少ない	多い
特徴	・象牙質の破壊が歯髄方向に急速に進むため (穿通性), う蝕円錐が不明瞭. ・臨床的に早期に歯髄炎に移行しやすい.	・象牙質の破壊がゆっくりで, 歯髄方向とともにエナメル-象牙境に沿っても進行するので (穿下性), う蝕円錐が明瞭. ・う蝕の進行が緩慢なので, 歯髄の生体反応が可能となり, 病的第二 (第三) 象牙質が生じやすい.

う蝕の分類は硬組織欠損の状態を臨床的に分類したもの. 歯髄の病態は考慮していないよ. たとえば, C₃では歯髄が生きている場合 (生活歯) もあれば死んでいる場合 (失活歯) もあるよ.

4 う蝕 (実質欠損) の診査法　★

(1) **視診**：歯間分離器, 診査用ファイバー照射器
(2) **触診**：探針, デンタルフロス, 歯間分離器〈セパレーター〉(アイボリー型, ツルー型など)
(3) **透照診**：強い光を照射することで隣接面部に存在するう蝕を検出する.
(4) **う窩電気抵抗値測定法**：インピーダンス測定器 (カリエスメーター)
(5) **エックス線診**：口内法エックス線写真 (二等分法, 咬翼法)

5 う蝕の三大好発部位　★★★

①小窩裂溝部
②歯間隣接面部
③唇頬側歯頸部1/3

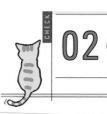

02 使用器具の種類と用途

1 手用切削器具 ★

スプーンエキスカベーター	・軟化象牙質の除去に広く用いる. ・仮封材の除去に応用する.
マージントリーマー	・軸側髄側線角の整理(削除,面とり)に用いる.
チゼル	・ノミ型の手用切削器具. ・押して象牙質を削る.
ホウ	・クワ(鍬)型の手用切削器具. ・引いて象牙質を削る.
ハチェット	・オノ(斧)型の手用切削器具で,上方から下方に振り下ろす動きで象牙質を削る.
アングルフォーマー	・チゼルの改良型. ・刃部が軸に対して角度をもたせてある.

最も使用頻度の高い
手用切削器具は<u>ス
プーンエキスカベー
ター</u>だよ.

2 回転切削器具 ★★

エンジン用(低・中回転用)	
スチールバー	・象牙質切削に用いる. ・球状,シリンダー状など.
カーボランダムポイント	・主に窩縁部のエナメル質形成
タービン用(高速回転用):エナメル質を含む硬組織切削に用いる.	
タングステンカーバイドバー	・エナメル質,象牙質切削に用いる. ・主に内側性(インレーなど)窩洞の形成. ・球状,シリンダー状など.
ダイヤモンドポイント	・エナメル質,象牙質切削に用いる. ・主に外側性窩洞の形成. ・球状,シリンダー状など.

3 修復物の研磨 ★

- ・修復物自体の表面の性状を滑沢なものとする.
- ・修復物と歯質との接合部が一体となって移行的に接することで, プラークなどの停滞を防ぎ, 二次う蝕や歯周病の原因となるのを予防する.
- ・口腔粘膜を傷つけたり, 疼痛の原因とならないようにする.
- ・使用回転研磨器具
    : カーボランダムポイント, ホワイトポイント, シリコーンポイントなど.

4 窩縁斜面の形成 ★

1) インレー窩洞

- ・窩縁部エナメル質の保護を目的として窩縁斜面〈ベベル〉を形成する.

- ・使用回転切削器具：カーボランダムポイント (# 27 # 28) が一般的.

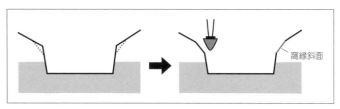

図 インレー窩洞

2) コンポジットレジン窩洞

- ・接着力を高める.
- ・窩縁部修復物の保護目的としてラウンドベベルを形成する.
- ・使用回転切削器具：ラウンドタイプのダイヤモンドポイント.

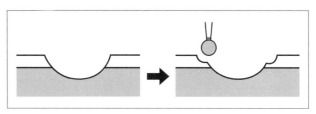

図 コンポジットレジン窩洞

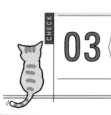

03 修復法の種類と適応

1 直接修復 ★★

- う蝕を除去し，窩洞形成を行った部分（窩洞）に可塑性（成形性）の軟化した歯科材料を充塡し，その後，硬化させることで歯冠修復を行う．
- それぞれの成形修復法に適した窩洞形成用器具，充塡器具が必要となる．

[代表的な成形修復法]
・コンポジットレジン修復
・グラスアイオノマーセメント修復

2 間接修復 ★★

- 外開き窩洞を形成後，口腔外で窩洞に適合するインレー体を製作し，それを合着することで歯冠修復を行う．
- それぞれのインレー修復法に適した窩洞形成の器具，印象採得方法，合着材料が必要となる．

[間接修復法]：インレー体そのものの材質の違いにより分類される．
(1) メタルインレー修復：インレー体が金属である．
(2) ポーセレンインレー修復：インレー体が陶材である．
(3) コンポジットレジンインレー修復：インレー体がコンポジットレジンである．

3 ラミネートベニア修復 ★★

- 広範囲にう蝕が存在する症例や変色歯の治療法として，エナメル質表面を全体的に一層削除し，その部分にベニア状の薄い修復物を接着，被覆させることで歯冠修復する方法．
- 薄い修復物が剝がれやすいので，切端咬合の患者には適応できない．

[ラミネートベニア修復法]：修復材料の違いにより大別される．
(1) レジンラミネートベニア修復
(2) ポーセレンラミネートベニア修復

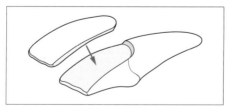

図 ラミネートベニア修復

4 Black〈ブラック〉の窩洞の分類 ★★★

1級：小窩裂溝にある窩洞 （臼歯の咬合面, 切歯の舌側面小窩, 臼歯の頬側面小窩）
2級：臼歯の隣接面にある窩洞
3級：前歯の隣接面にある窩洞で, 切縁隅角を含まないもの
4級：前歯の隣接面にある窩洞で, 切縁隅角を含むもの
5級：すべての歯の唇頬舌側歯頸部1/3にある窩洞

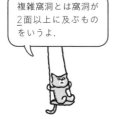

複雑窩洞とは窩洞が2面以上に及ぶものをいうよ.

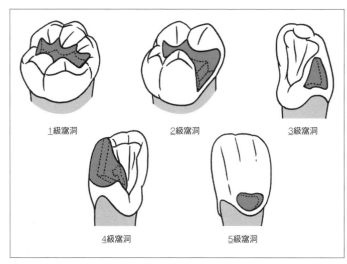

1級窩洞　2級窩洞　3級窩洞

4級窩洞　5級窩洞

図　Blackの窩洞

ブラックの窩洞の分類に含まれない窩洞で, しかも臨床的に多くみられるものにくさび状欠損〈WSD〉窩洞があるよ.

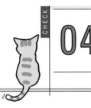

CHECK **04** コンポジットレジンの
主成分と特徴

1 歯科用コンポジットレジンの主成分 ★★

コンポジット〈composite〉とは「違った材料の複合体」という意味.

・マトリックスレジンとその中に混入されたフィラーの2種で構成されている.
(1) **マトリックスレジン (ベースレジン)**
 ：Bis-GMA，UDMA
(2) **フィラー**：シランカップリング処理されたシリカ (二酸化ケイ素，SiO_2)，アルミノシリケートガラス

2 コンポジットレジンの硬化 (重合) 様式による分類 ★★★

(1) **光重合型レジン**：光増感剤であるカンファーキノンに可視光線 (470〜480 nm付近) があたるとジメチルアミノメチルメタクリレートや第3級アミンとともに化学反応が始まり，レジンは重合硬化する.
(2) **化学重合型レジン**：重合開始剤として過酸化ベンゾイル，重合促進剤として第3級アミンが，それぞれ添加されており，それら2種のレジンを混和することにより化学反応が始まり，レジンが重合硬化する.

3 フィラー配合の目的 ★★

・機械的強度の向上
・重合収縮の減少
・耐摩耗性の向上
・熱膨張率の低減化
・吸水膨張の低下
・その他として，エックス線造影性の付与

4 エナメルボンディング (接着) システム ★★

① レジンは歯質への化学的接着性はないので，エッチング〈酸処理〉によりエナメル質表面に凹凸をつくり，その部位にボンディング材を流し込んで硬化させると，くさび効果で抜けなくなる〔機械的 (物理的) 接着〕. CP
② その後充塡されるレジン本体がボンディング材のレジンと化学的に一体化して，レジン全体がエナメル質から抜け落ちなくなる.
③ 象牙質もプライミング (p.34参照) を施すことで，ボンディング材と接着することが可能である.

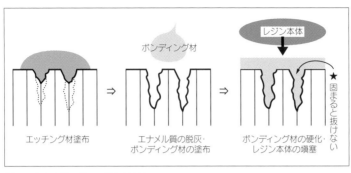

図　エナメルボンディングシステム

5 光重合型コンポジットレジン修復の特徴　★★

長所	短所
・審美的である	・光照射が必要である
・歯質接着性を有する	・金属修復物に比べて機械的性質が劣る
・多数歯修復が可能である	・遮光が必要である
・修復後の変色が少ない	・経年的に摩耗を生じる
・補修修復が可能である	・重合に不均一性がある
・修復操作が容易である	・重合収縮を生じる
・歯質削除量が少ない	

6 光重合型コンポジットレジン修復の基本的充填術式　★★★

①軟化象牙質の除去，窩洞形成，ベベルの付与
②歯髄の保護（覆髄薬・裏層材の貼薬）
③エナメル質のエッチング
　：エッチング材をエナメル質に塗布後，水洗，乾燥.
④象牙質のプライミング
　：デンチンプライマーを象牙質面に塗布.
⑤ボンディング材の塗布，光照射してボンディング材の重合
⑥コンポジットレジンの塡塞，光照射してレジン本体の重合
⑦仕上げ・研磨

臨床においてはセルフエッチングプライマーが導入されているよ．エッチング（エナメル質）とプライミング（象牙質）が同時に処理できるもので，水洗処理も不要だよ.

1）エッチング〈酸処理〉

- エナメル質表面を溶かして（脱灰して），エナメル小柱に沿って凹凸をつける操作のこと．
- 凹凸部にボンディング材を流し込んで重合硬化させるとレジンタグとなる．
- エナメル質表面上の微細な切削片，象牙質表面に存在するスメア層を除去し，ボンディング材のぬれ性を向上させる．

2）プライミング

- 象牙質表面がボンディング材に接着しやすくなる操作のこと．

3）注意点

- エッチング材，プライマー，ボンディング材ともに歯肉に対して刺激性があり，塗布には注意が必要．

7 光重合型コンポジットレジン修復の適応症　★★★

1）症例

う蝕，摩耗症，歯の破折，変色，形態異常，歯列不正，裏層，支台築造

2）部位

歯冠すべての歯面，歯根部に応用可能．

3）大きさ

大型複雑窩洞や被覆窩洞にも適応可能．

8 光重合型コンポジットレジン修復の注意点　★★

- 光照射によりレジンの重合は表層から始まり，最下層の重合は最後になる．したがって，窩洞が深い場合はまず，窩底部に填塞して光照射・重合させ，次いで中層の填塞・光照射，重合，最後に表層の填塞・光照射・重合を行う（積層充填法）．
- 3級，4級窩洞の填塞にはセルロイドストリップスを用いる．また，コンタクトポイントの回復が必須のため，歯間分離器，クサビが必要となる．
- 5級窩洞の填塞では透明なサービカルマトリックスを用いる．
- 色調の濃いレジンは淡いレジンに比べて色素の含有が多く，深部にまで光が到達しにくいので光照射時間を標準より長めにする．

Check Point

エナメルボンディングシステムの接着メカニズムは化学的接着？
それとも物理的接着？

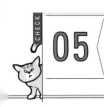

05 グラスアイオノマーセメント の主成分と特徴

1 グラスアイオノマーセメントの主成分 ★★★

(1) 粉成分：アルミノシリケートガラス，アルミナ〈Al₂O₃〉 とシリカ〈ケイ酸 SiO₂〉が主原料
(2) 液成分：ポリアクリル酸（アクリル酸，イタコン酸，マ レイン酸 HEMA）

グラスアイオノマーセメントは，操作性のよさから萌出中の歯の小窩裂溝填塞材としても用いられるよ.

2 従来型グラスアイオノマーセメントの 硬化機構 ★★

・液の主成分の酸（ポリアクリル酸）と，粉の主成分である ガラス粉末の塩基が反応する酸・塩基反応で，架橋結合に より硬化する.
・歯質の Ca イオンともキレート結合するため，歯質に対する接着性が認められる.

3 レジン添加型グラスアイオノマーセメントの硬化機構 ★

・グラスアイオノマーセメントの成分に光重合型コンポジットレジンの重合反応機構 を添加したもの.
・酸-塩基反応によるキレート結合とレジン重合体が絡み合って硬化する.
・感水性への配慮
・強度 up

4 従来型グラスアイオノマーセメントの臨床的特徴 ★★

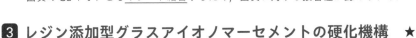

長所	・歯質ならびに金属（非貴金属）と化学的に接着する. ・半透明で色調が歯質に似ている. ・歯髄に対して為害性の少ない歯科材料とされており，裏層や覆髄時の封鎖材として用いる. ・熱膨張係数が歯質に近い. ・フッ化物徐放性があり，耐酸性向上（歯質強化），二次う蝕抑制効果が期待できる. ・熱・電気の不良導体である.
短所	・機械的強さが劣る. ・崩壊率（溶解性）が大きい. ・硬化中に水に触れると表面が白濁する（感水性）. CP ・乾燥により表面に亀裂を生じやすい.

5 グラスアイオノマーセメント修復の適応と禁忌 ★

(1) **適応症例**：3級窩洞，5級窩洞，くさび状欠損〈WSD〉，根面う蝕
(2) **禁忌症例**：口呼吸患者の前歯部修復など

6 グラスアイオノマーセメント修復の臨床上の注意点 ★★

・液はもともと粘稠性があり，練和時の感覚で粉液の調整はできないので，粉，液の計量は正確に行う．
・スパチュラは<u>プラスチック</u>製のものを使用する．
・填塞にあたって防湿に留意し，特に充塡後は感水防止のため<u>バーニッシュ</u>の塗布が望ましい．CP
・歯髄為害性は低いといわれているが，歯髄に近接する窩洞では歯髄保護（水酸化カルシウム製剤による覆髄処置）を行う．

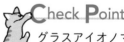

Check Point

グラスアイオノマーセメントの感水性とは？その対策は？

06 各種セメントの主成分と特徴

1 各種セメント ★★★

	粉成分	液成分	適応	特徴
合着用セメント グラスアイオノマーセメント	アルミノシリケートグラス(アルミナとシリカを主原料)〈Al_2O_3, $S:O_2$〉	ポリアクリル酸(アクリル酸, イタコン酸, マレイン酸, HEMA)	・インレー, クラウンの合着用 ・裏層材(歯髄刺激性が少ない) ・覆髄薬貼付後の仮封材	・半透明の白色でエナメル質に類似. ・液がポリアクリル酸なので硬化体は歯質, 金属(非貴金属)の双方に接着する. ・プラスチックスパチュラで練和.
カルボキシレートセメント	酸化亜鉛〈ZnO〉	ポリアクリル酸, 酒石酸, 水	・インレー, クラウンの合着用 ・裏層材	・不透明の白色. ・液がポリアクリル酸なので硬化体は歯質, 金属(非貴金属)の双方に接着する. ・グラスアイオノマーセメントと比べて溶解性が優れる. ・プラスチックスパチュラで練和.
リン酸亜鉛セメント	酸化亜鉛〈ZnO〉	正リン酸	・インレー, クラウンの合着用	・硬化反応時の発熱を防ぐためガラス練板と金属スパチュラを用いて練和. ・セメントの基本形. ・リン酸亜鉛セメントの液成分(正リン酸)をポリアクリル酸に変えたものがカルボキシレートセメント.
酸化亜鉛ユージノールセメント	酸化亜鉛〈ZnO〉 ロジン	ユージノール	・根管治療の仮封材. ・インレー窩洞形成後の仮封材. ・ガッタパーチャポイントを用いた根管充塡時のシーラー ・歯髄鎮静療法として窩洞へ塡塞.	・液のユージノールは歯髄鎮静作用のある薬剤の代表. ・レジンの重合反応を阻害する作用もあるので, コンポジットレジンで修復予定の窩洞には用いてはいけない.

	粉成分	液成分	適応	特徴
EBAセメント	酸化亜鉛〈ZnO〉 アルミナ〈Al$_2$O$_3$〉 シリカ〈S：O$_2$〉	ユージノール EBA〈エトキシ 安息香酸〉	・根尖切除術（外科的歯内療法）時の逆根管充塡薬. ・修復物の合着.	・酸化亜鉛ユージノールセメントの機械的性質を改良したもの.
*接着性レジンセメント	メチルメタクリレート〈MMA〉型	ポリメチルメタクリレート〈PMMA〉	メチルメタクリレート〈MMAモノマー〉 4-META〈接着性モノマー〉	・歯質，金属の両方に接着性を有す. ・溶解性が低い. ・機械的性質が飛躍的に向上. ・臨床での応用が急速に拡大. ・ラミネートベニア修復やレジンインレー修復などレジン系修復物の合着には必須. ・従来のセメントにはない前処理が必要. ・硬化後の余剰レジンセメントの除去が困難. ・臨床応用にあたっては使用方法の習熟が求められる.
	コンポジット型	Bis-GMAポリマー Bis-GMAモノマー 有機複合フィラー 接着性モノマー		

＊高分子有機化合物であるレジン成分が重合硬化することを応用したセメント

2 セメントの性質 ★

1）歯質への接着性
・グラスアイノマーセメント，カルボキシレートセメント，接着性レジンセメントのそれぞれに認められる.

2）歯質強化作用
・エナメル質の<u>再石灰化</u>を促す作用のことをさす.
・セメント硬化体からフッ素イオンを徐々に放出する<u>グラスアイオノマーセメント</u>がこれにあたる.
・歯質強化作用により，セメント周囲の再石灰化が進み，歯質の耐酸性が増すことで<u>二次う蝕</u>の予防効果も期待できる.

> グラスアイオノマーセメントとカルボキシレートセメントは粉成分は違うけど，液は<u>ポリアクリル酸</u>で共通だよ.

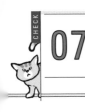

歯肉圧排・歯間分離の使用器具と操作法

1 歯肉圧排 ★★

・う蝕が歯肉縁下に達している症例では，診査時に<u>歯肉圧排</u>（<u>歯肉排除</u>）を行う.
・窩洞形成，印象採得，充填においても適切な<u>歯肉圧排</u>が必須である.

2 歯肉圧排の目的 ★

・歯肉縁下に存在するう蝕の診査
・歯肉縁下に達する窩洞の形成
・歯肉縁下に達する窩洞の印象採得
・歯肉縁下に達する窩洞への充填操作
・歯肉縁下に達する窩洞への歯冠修復物の合着

3 歯肉圧排の方法 ★★

1) 歯肉圧排（排除）用綿糸〈コード〉を用いた機械的圧排法

・歯肉溝に歯肉圧排用綿糸を挿入して一定時間保持することで機械的に辺縁歯肉を歯質から排除（分離）する方法.
・マージン部が歯肉辺縁と近接している症例などの印象採得時に広く用いられる.
・使用する綿糸の太さは数種類ある.
・止血効果を期待して<u>血管収縮薬</u>を含ませたものがある.
・排除後，時間の経過とともに歯肉は処置前の状態に戻る.

2) 高周波メスを用いた外科的圧排法

・高周波電流により発生する局所の発熱により瞬時に細胞を蒸発・破壊し組織を切除する. 一般に電気メスといわれている.
・マージン部に近接する歯肉組織を外科的に切除することにより歯肉圧排を行う.
・切除時の出血が少ないなどの利点がある.
・<u>心臓ペースメーカー</u>使用者には使用できない.

4 歯間分離器〈セパレーター〉 ★★

- ・即時歯間分離に用いる特殊な器具.
- ・ウェッジ (くさび) タイプとトラクション (牽引) タイプがある. ウェッジタイプの代表がアイボリー型とエリオット型, トラクションタイプの代表がツルー型, フェリアー型である.
- ・使用目的としては隣接面部のう蝕の診査, 隣接面窩洞の形成時, 充塡時に用いる.

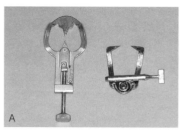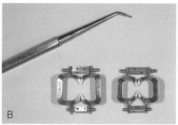

図　歯間分離器〈セパレーター〉[2)]
A：アイボリー型 (前歯用 ; 写真左)・エリオット型 (前歯, 臼歯用) のセパレーター (写真右)
B：フェリアー型のセパレーター

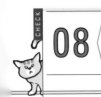

08 歯髄疾患の臨床的特徴

1 歯髄疾患の分類 ★★★

	臨床症状	歯髄	治療法
歯髄充血	・C₂ ・一過性の冷水痛 ・打診痛なし	生活	・歯髄鎮静法(歯髄鎮痛消炎療法)(CMCP, CC, 酸化亜鉛ユージノールセメント) ・間接覆髄法
急性単純(漿液)性歯髄炎	・C₂ ・自発痛(牽引痛,放散痛) ・持続性冷水痛 ・打診痛なしorあり	生活	・軽度(一部性)の症例では歯髄鎮静法(歯髄鎮痛消炎療法)(CMCP, CC, 酸化亜鉛ユージノールセメント) ・重度(全部性)の症例では麻酔抜髄
急性化膿性歯髄炎	・C₃(露髄あり) ・自発痛(拍動痛)あり ・温水痛あり ・打診痛あり	生活	・麻酔抜髄
慢性潰瘍性歯髄炎	・C₃ ・自発痛なし ・露髄面に潰瘍がみられる ・打診痛なし	生活	・麻酔抜髄
慢性増殖性歯髄炎	・C₃ ・自発痛なし ・う窩内に歯髄ポリープ ・打診痛なし	生活	・麻酔抜髄,ただし歯根未完成の場合は生活歯髄切断法
歯髄壊死・歯髄壊疽	・C₃,ただしC₂の場合もある ・基本的に自発痛はないが,生じる場合もある ・打診痛なしorあり ・腐敗臭あり(歯髄壊疽)	失活	・感染根管治療

(CP)

診断名が○○○性"歯髄炎"ということは,歯髄が生きている(生活歯)ということ.だから抜髄には麻酔が必要になるにゃ.

41

2 象牙質知覚過敏症　★★

1）特徴
- 歯ブラシによる摩耗などでくさび状欠損〈WSD〉となった象牙質などにみられる症状.
- 壮年，老年者に多く認められる.
- 発症には季節的な変動が認められ，暖かくなると減少し，寒くなると多くなる.

2）一般的な症状
- 冷刺激に対する一過性の疼痛.
- 冬季のブラッシング時の歯ブラシによる擦過，うがいの水や吸い込んだ冷気などが刺激源となる.

3）治療法
- 塩化ストロンチウム剤の塗布，塩化亜鉛，フッ化ナトリウムのイオン導入法，グラスアイオノマーセメントやコンポジットレジンの充塡などがある.
- 薬用成分として硝酸カリウム，乳酸アルミニウムの入った歯磨剤の使用は，症状を抑える効果がある.
- 重篤な症状の場合に限り抜髄処置を施す場合もある.

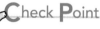

Check Point

- 急性単純性歯髄炎の硬組織病名はC_2？　それともC_3？
- 急性化膿性歯髄炎の硬組織病名はC_2？　それともC_3？

CHECK 09　歯髄鎮静法と抜髄法の適応と術式

2章

歯内療法　保存修復学

1 歯髄鎮静法〈歯髄鎮痛消炎療法〉と抜髄法　★★

	歯髄鎮静法	抜髄法
ポイント	・歯髄を除去せずに保存することを目的としている.	・健康な状態に戻る可能性のなくなった歯髄(高度な循環障害あるいは感染した歯髄)を除去して根管充塡を行い,歯を歯槽骨に対して無害なものとして保存する.
適応症	・歯髄が病理学的に充血程度の軽い症状の場合.	・歯髄が健康な状態に戻れないほどの炎症状態に陥ったもの.(急性化膿性歯髄炎,慢性潰瘍性歯髄炎,重度の急性単純性歯髄炎)
治療術式	・感染源である軟化象牙質を除去後,窩洞に歯髄鎮静効果のある薬剤を貼付し,歯髄を健康状態に復帰させる.	・麻酔下で機能不全に陥った歯髄を除去後,リーマー,ファイル等で根管を清掃拡大する. ・最後にガッタパーチャポイントで根管充塡する.
使用薬剤	・ユージノール ・CMCP〈カンフォレーテッドモノクロロフェノール〉 ・CC〈カンファーカルボール・フェノールカンフル〉	・浸潤麻酔薬:リドカイン ・根管清掃薬:次亜塩素酸ナトリウム+過酸化水素水,EDTA ・根管消毒薬(綿栓貼薬時に使用する薬剤):CMCP〈カンフォレーテッドモノクロロフェノール〉,CC〈カンファーカルボール・フェノールカンフル〉,FC〈ホルムクレゾール〉,水酸化カルシウム ・仮封材:酸化亜鉛ユージノールセメント

2 麻酔（直接）抜髄の術式　★★★

①浸潤麻酔
②ラバーダム防湿
③天蓋の除去:髄腔への穿孔後,天蓋の除去をラウンドバー(エンジン用)で行う.
④冠部歯髄の除去,根部歯髄の除去
　:根部歯髄の除去はクレンザー〈抜髄針〉,リーマー,ファイルを用いる.
⑤根管長の測定:電気的根管長の測定,エックス線写真による根管長の測定.
⑥根管の拡大・形成:根管口部の漏斗状拡大にはエンジン用ピーソーリーマー,ゲーツグリデンドリル(バー)のほか,手用のHファイル,Kファイルなどを使用する.根管の拡大・形成には手用リーマー,Kファイルを用いる.
⑦根管の洗浄:次亜塩素酸ナトリウム溶液と過酸化水素水の交互洗浄を行う.狭窄根管などの拡大には硬組織溶解作用のあるEDTA溶液を使用する.
⑧綿栓貼薬:ブローチ綿栓に根管消毒薬を貼付.
⑨仮封:酸化亜鉛ユージノールセメントが最も一般的.

43

3 覆髄法の分類 ★★★

1）間接覆髄法

・軟化象牙質の除去後，あるいは窩洞形成後に窩底象牙質が薄く，歯髄に近接している場合に病的第二象牙質（第三象牙質）の形成を積極的に促して窩底象牙質の厚みを増加させ，結果的に歯髄を保存する．

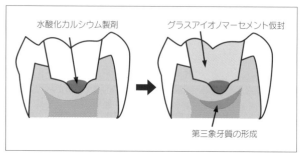

図　間接覆髄法

間接覆髄法では，覆髄薬と歯質の間に象牙質が存在しているよ．

2）直接覆髄法

・窩洞形成中に誤って歯髄が露出した場合，露髄面に覆髄薬を直接貼付し，薬剤直下にデンチンブリッジを形成することで歯髄を保存する．

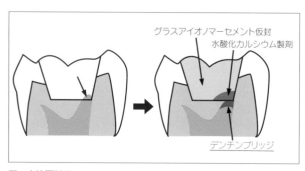

図　直接覆髄法

水酸化カルシウムは高い硬組織消毒作用もあり，覆髄にも根管貼薬にも仮根充にも利用されるけど，歯髄鎮静作用はないよ．

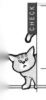

10 根管拡大・形成と根管充塡

1 根管治療器具　★★★

- リーマー，Kファイル，Hファイルはともに ISO規格 により刃部の太さ，長さが統一されている.
- 番号の 1/100 が先端部分の太さを表している.
  例：40号 のリーマーの先端の太さは 40/100 = 0.40 mm.
- 刃部の長さはすべて 16 mm.
- 各号数は カラーコード化 されている.

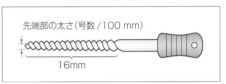

先端部の太さ（号数 /100 mm）

16mm

図　リーマー・ファイル

08号（グレー）	10号（紫）				
15号（白）	20号（黄）	25号（赤）	30号（青）	35号（緑）	40号（黒）
45号（白）	50号（黄）	55号（赤）	60号（青）	70号（緑）	80号（黒）
90号（白）	100号（黄）	110号（赤）	120号（青）	130号（緑）	140号（黒）

1) 各種器具の特徴

(1) **リーマー**（断面形態▲）： 1/4〜1/3の回転 動作（リーミング）により根管（主に根尖から中央部分まで）を拡大形成する.

(2) **Kファイル**（断面形態■）： 1/4回転 動作（リーミング），もしくは 引く 動作（ファイリング・プルストローク）で根管（主に根尖から根管口部分まで）を拡大形成する.

(3) **Hファイル**（断面形態●）： 引く 動作（ファイリング・プルストローク）のみで根管（主に根管口部付近）を漏斗状拡大する.

2) エンジン用拡大器具

- 根管口部の 漏斗拡大 を効率的に行うためにエンジンに取りつけて用いる.
- ピーソーリーマー， ラルゴリーマー， ゲーツグリデンドリル（バー）

3) 抜髄針（バーブドブローチ or クレンザー）

- 綿栓を巻くブローチとは違い，針に棘状の突起があり，これに歯髄組織を引っ掛けて除去する.

2 根管充塡可能となる時期の判断　★

- 自発痛なし
- 臨床症状の改善：打診痛なし，綿栓所見良好，根管からの排膿なし，根尖部の腫脹圧痛なし，瘻孔消失
- 細菌検査陰性（−）結果

3 側方加圧根管充塡法に用いる器材　★★★

器材名	特徴
根管充塡用ピンセット	・ガッタパーチャポイントを把持する専用のピンセット. ・ポイント類をしっかりつかめるようにピンセット先端に溝がある.
レンツロ，ブローチ綿栓	・根管充塡用シーラーを根管内壁に塗布する.
スプレッダー	・アクセサリーポイントを挿入する隙間を確保するための器具. ・スプレッダーを根尖方向に垂直に挿入する. ・根管内に挿入したポイント類はスプレッダーのくさび効果によって根管壁（側方）に圧接される.
プラガー	・根管充塡後のポイント類を垂直方向に圧接する器具. ・根管充塡後のポイント切断にも用いる.
規格化ガッタパーチャポイント（メインポイント，アクセサリーポイント）	・側方加圧根管充塡法に用いるポイント類. ・規格化された同号数のリーマー，ファイルと同一のサイズに調整されている. ・管形成したリーマー類と同号数のポイントを使用することにより緊密な根管充塡が可能となる.
アクセサリーポイント	・スプレッダー挿入によりできた隙間に填塞するポイント.
根管充塡用シーラー	・根管壁とガッタパーチャポイントの隙間，あるいはポイント間の隙間を封鎖する目的で根管壁，ポイントに塗布するペースト状のセメント. ・酸化ユージノールセメント系やレジン系がある.

4 側方加圧根管充塡法の手順　★★★

①症状の確認
②ラバーダム防湿
③仮封の除去，綿栓確認
④根管の清掃，乾燥，メインポイントの試適
⑤シーラーの練和，レンツロ，ブローチ綿栓にて根管内壁へのシーラーの塗布
⑥メインポイントの挿入
⑦スプレッダーを挿入してメインポイントを側方に加圧
　　：アクセサリーポイントの挿入空間の確保.
⑧アクセサリーポイントの挿入
　　：⑦⑧を繰り返し，緊密に根管充塡.
⑨熱したプラガーにて余剰ポイントを切断後，切断面を加圧
⑩仮封（カルボキシレートセメント）
　　：エックス線写真にて根管充塡の判定.

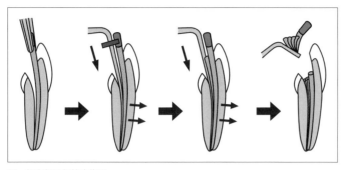

図　側方加圧根管充填法

5 根管清掃薬　★★

- リーマー，ファイルを用いた根管拡大・形成（根管の機械的清掃）の途中で，根管内に溜まった削片（削りかす）や根管内容物を洗浄（根管の化学的清掃）する目的で使用する.

次亜塩素酸ナトリウム （アルカリ性の液体）	・強い殺菌消毒作用と有機質（歯髄組織）溶解作用
EDTA溶液（中性の液体）	・硬組織（象牙質）脱灰作用
次亜塩素酸ナトリウム	・臨床では交互洗浄が一般的 ・化学反応により酸素ガスの発泡が起こり，これにより象牙質削片や根管内容物が押し出されて洗浄効果が高まる. $NaClO+H_2O_2 \rightarrow NaCl+H_2O+O_2\uparrow$（酸素ガス）

根管治療の際に用いるヒポクロリットは強力な消毒作用のある根管清掃薬. 根管消毒薬ではないよ.

6 根管消毒薬　★★

- 根管拡大・形成後，抜髄根管では根管の再感染防止，感染根管では根管内の狭窄部や象牙細管内に入り込んだ細菌を殺菌消毒する目的で根管内に応用する薬剤.
- 臨床では綿栓を用いて根管内に貼薬する.
- 一般的に根管貼薬剤といわれるもの.

CMCP〈カンフォレーテッドモノクロロフェノール〉	・歯髄鎮静法にも用いられる.
CC〈フェノールカンファー〉	
グアヤコール	
ユージノール	
FC〈ホルムクレゾール〉	・強い消毒作用がある.
水酸化カルシウム〈Ca (OH)₂〉	・最近，根管貼薬剤として臨床応用されている.

7 根管充塡材　★★

・拡大・形成された根管を緊密に封鎖することが根管充塡材の目的である.
・固形のポイント類と糊剤に大別される.

ガッタパーチャポイント	・主成分はガッタパーチャ樹脂 (約20%),　酸化亜鉛 (約70%) ・化学的に安定している. ・組織に対して親和性が高い. ・エックス線造影性がある. ・規格化統一されている (容易に根管充塡が可能). ・側方加圧充塡法による根管充塡に際しては封鎖性を高めるためにポイント類にシーラーを塗布する.
水酸化カルシウム製剤	・硬組織誘導能に優れているので, 仮根管充塡として用いられる. ・根管内への充塡はレンツロを用いる.

8 ガッタパーチャポイントの特徴　★★

・化学的に安定である.
・組織に対して親和性が高い.
・可塑性があり, 加圧により根管壁の適合性が優れる.
・熱可塑性である (加熱により変形する).
・規格化されている.
・エックス線造影性がある (エックス線写真に白く写る).
・薬液消毒が可能である.
・時間の経過とともに硬化する.
・根管壁への接着性はないため, 根管充塡用シーラーを併用して封鎖性を高める必要がある.

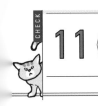

11 根尖性歯周炎の臨床的特徴

1 根尖性歯周炎の分類 ★★★

	特徴	症状
急性化膿性根尖性歯周炎	・感染根管が原因で根尖部歯周組織に化膿性病変が引き起こされたもの. ・進展状況(膿がたまっていく部位)により,①歯根膜期,②骨内期,③骨膜期,④粘膜下期に分類される. ・炎症初期ではエックス線写真では根尖病変が不明瞭.	・拍動性の自発痛. ・歯の挺出. ・著明な打診痛. ・根尖部の発赤,腫脹. ・全身の発熱. ・粘膜下期以降に自発痛が始まり,慢性化膿性根尖歯周炎に移行する.
慢性化膿性根尖性歯周炎	・感染根管が原因で根尖部歯周組織に化膿性病変が引き起こされたもの. ・急性化膿性根尖性歯周炎とは異なり,膿がゆっくり根尖部にたまっていくため,痛みがなく,患者本人も気がつかないことが多い. ・病気の進展に伴う分類はない. ・エックス線写真で根尖病変は明瞭に確認できる.	・痛みがない.
歯根肉芽腫	・根尖部にたまった膿の中に肉芽組織が増殖して置き換わったもの. ・根尖病変はエックス線写真で明瞭に確認できる.	・慢性に経過するため痛みはない. ・慢性化膿性根尖性歯周炎の後に起こる(継発症).
歯根嚢胞	・歯根肉芽腫の内部に上皮性の嚢胞(袋)が形成されたもの. ・嚢胞内部にはコレステリン結晶を含む粘稠性の嚢胞液が貯留している. ・根尖病変はエックス線写真で最も明瞭に確認できる.	・慢性に長期にわたって経過しているので痛みなどの自覚症状は乏しい.

根尖性歯周炎では,歯髄は既に死んでいる(失活歯)から冷水にも温水にも反応しないよ.
ただし,急性化膿性根尖性歯周炎では,根尖部に急激に膿(うみ)がたまるため,歯根膜などの歯周組織が激痛を発し,打診にも著明に反応するよ.

② 抜髄処置と感染根管治療の違い　★★★

・抜髄処置と感染根管治療は，根管長の測定，リーマー，ファイルによる根管拡大・根管形成，根管貼薬，仮封，根管充塡と各処置の操作方法は同じ.
・ただし，<u>生活歯髄</u>を対象とする抜髄処置と，<u>失活歯髄</u>を対象とする感染根管治療ではそれぞれの処置の目的が根本的に異なる. CP

	抜髄処置	感染根管治療
処置の本質	・生活歯髄の除去. ・<u>麻酔</u>が必要.	・失活した歯髄と根管の処置 ・<u>麻酔</u>は必要なし.
根管拡大の目的	・根管充塡を容易にする.	・根管壁の<u>感染象牙質</u>の除去. ・根管充塡を容易にする.
根管貼薬	・唾液の漏洩等による根管の感染予防.	・<u>感染象牙質</u>の消毒. ・唾液の漏洩等による根管の感染予防.

CP

Check Point

抜髄治療と感染根管治療では同じ処置（操作）があるけど，両者の根本的な違いは何？

12 外科的歯内療法の適応と術式

1 代表的な外科的歯内療法　★★

		術式	使用器材
切開	膿瘍	・根尖部歯肉に形成された膿瘍（膿が溜まったもの）を切開して排膿をはかる.	・浸潤麻酔 ・ディスポーザブルメス：膿瘍の切開 ・ドレーン
根尖掻爬		・根尖病変の原因となっている歯根尖を切除し，同時に根尖部に形成された膿瘍や囊胞を除去することで患歯の保存をはかる.	・浸潤麻酔 ・ディスポーザブルメス：歯肉の切開 ・粘膜剥離子・骨膜剥離子：歯肉を翻転剥離 ・骨ノミ・マイセル：歯槽骨の除去 ・ダイヤモンドポイント：歯根尖の切断 ・鋭匙：根尖病変，囊胞の除去 ・縫合器具
根尖切除（逆根管充填）		・根管充填材を根尖方向から充填し，根管を封鎖する方法. ・通常，根尖切除術と併用して行われる. ・術式は根尖部における成形充填法.	・回転切削用器具一式：根尖切断面での窩洞形成用 ・充填用器具：セメントやレジン類の塡塞
ヘミセクション		・保存不可能となった1根を歯冠とともに切断除去し，他の1根を保存する. ・適応部位は下顎大臼歯のみ. ＊上顎大臼歯は通常3根あるので，頰側1根を上部歯冠部とともに除去する （→トライセクション）	・浸潤麻酔 ・ダイヤモンドポイント：歯根の切断 ・抜歯挺子・抜歯鉗子：切断歯根の除去 ・鋭匙：囊胞，根尖病変の除去
歯根切断		・上顎大臼歯部の頰側1根が保存できない症例で，その根のみを切断除去する. （歯冠部は全体を残す）	・浸潤麻酔 ・ディスポーザブルメス：歯肉の切開 ・粘膜剥離子・骨膜剥離子：歯肉を翻転剥離 ・骨ノミ・マイセル：歯槽骨の除去 ・ダイヤモンドポイント：歯根尖の切断 ・鋭匙：囊胞，根尖病変の除去 ・縫合器具
歯根分離（ルートセパレーション）		・下顎大臼歯部の分岐部に病変がある場合，近・遠心根を切断分離し，分岐部病変を除去する. ・その後，患歯の2根を単根歯2歯として保存する.	・浸潤麻酔 ・ダイヤモンドポイント：歯根の切断 ・鋭匙：分岐部病変の掻爬・除去

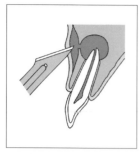

図 膿瘍切開

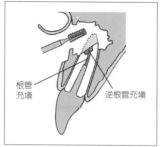

図 根尖切除（根切）＋逆根管充填法

根管充填 逆根管充填

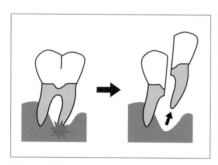

図 ヘミセクション

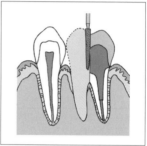

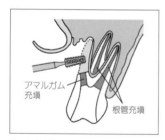

アマルガム充填 根管充填

図 歯根切断

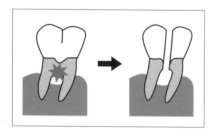

図 歯根分離〈ルートセパレーション〉

ヘミセクションとルートセパレーションでは，適応部位が下顎大臼歯である点，また，分岐部病変への処置という点，さらにどちらも分岐部で歯根を切断する点で共通するにゃ．だけど，ヘミセクションでは保存不能となった1根を抜去するのに対して，歯根分離術ではどちらの根も保存する点で大きく異るよ．

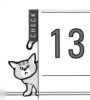

13 アペキソゲネーシスと アペキシフィケーション

・アペキソゲネーシス〈Apexogenesis〉もアペキシフィケーション〈Apexification〉も根尖未完成の歯に対して行う処置で，どちらも根尖の閉鎖を目的としている.
・使用する薬剤も水酸化カルシウム製剤で同じ.
・術式，根尖閉鎖のメカニズムが異なる.

アペキソゲネーシスもアペキシフィケーションも，治療に水酸化カルシウム製剤を使用するよ.

1 アペキソゲネーシス ★★

・生活歯（歯髄が生きている歯）に対して行う.

［術式］

①生活歯髄切断法を施術：歯髄切断面に水酸化カルシウム製剤を貼付
②歯髄切断面にデンチンブリッジが形成され，根部歯髄は保存される.
③保存された根部歯髄が増殖し新たに歯根象牙質が形成される.
④形成された象牙質により根尖が閉鎖され，歯は保存される.

アペキソゲネーシスでは，保存された根部歯髄により根尖部象牙質が形成されることで根尖は閉鎖されるよ. その結果，患歯の歯根長は生理的な本来の長さにまで成長するんだよ.

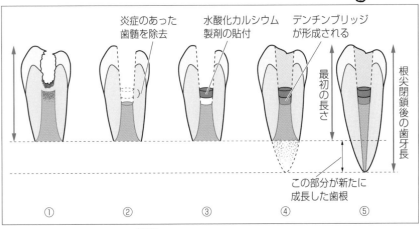

図 アペキソゲネーシスの術式 CP

2 アペキシフィケーション ★★

・失活歯(歯髄が死んでいる歯)に行う.

[術式]

①感染根管治療を行い,根管内に水酸化カルシウム製剤を仮根充する.

②根尖部からセメント質様硬組織形成され,根尖孔部が徐々に閉鎖される.

③根尖部が根管内を完全に閉鎖されたら,ガッタパーチャポイントにより根管充填.

④新たな歯根の成長はないが,歯は保存される.

アペキシフィケーションによって未閉鎖の大きな根尖孔部はセメント質様硬組織により閉鎖されるよ.その際,根尖部象牙質の新たな形成はないので,歯根長は施術時の長さの短いままだよ.

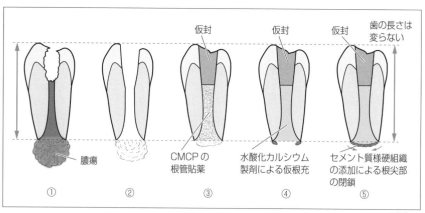

膿瘍

仮封 CMCPの根管貼薬

仮封 水酸化カルシウム製剤による仮根充

仮封 歯の長さは変らない セメント質様硬組織の添加による根尖部の閉鎖

① ② ③ ④ ⑤

図 アペキシフィケーションの術式 CP

Check Point

アペキソゲネーシスとアペキシフィケーション,どちらも根尖閉鎖術なのに,アペキソゲネーシスでは歯根長が長くなるのはなぜ?

3章

歯周病学

POINT

　歯周病学は "歯周病" や歯周病の治療に関する学問です.

　歯周外科治療と歯周病の検査に関する出題が多く，視覚問題から術式名や使用器具などが問われます.【歯科予防処置論】【歯科診療補助論】と関連する問題が比較的多いので，併せて学習するとよいでしょう.

　また，歯周組織に関する図が出題されることも多いので,『直前マスター①基礎科目』の組織学の歯周組織の構造を復習しておきましょう.

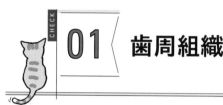

01 歯周組織

1 歯肉の組織学的構造 ★★★

1) 辺縁歯肉 (遊離歯肉)
・歯の周囲を取り巻いている狭い部分の歯肉で，歯とは付着しておらず歯肉溝が存在する．

2) 付着歯肉
・硬く弾性がある歯肉で，その下部のセメント質や歯槽骨と強固に結合している．
・健康な歯肉ではスティップリングがみられる． CP①

3) 歯間乳頭
・歯間空隙を満たす歯肉である．

4) 外縁上皮
・辺縁歯肉や付着歯肉の表面を覆っている上皮である．
・高度に角化した重層扁平上皮である．
・付着歯肉と遊離歯肉からなる． CP②

5) 歯肉溝上皮
・歯肉溝に面する上皮で，外縁上皮と接合上皮との間に存在する非角化上皮である．

6) 接合 (付着) 上皮
・歯と歯肉上皮との付着部分で，一側はヘミデスモゾーム結合によって歯面と上皮性付着している．

7) 歯槽粘膜
・付着歯肉より根尖側の歯槽骨を覆う粘膜で非角化上皮である．

8) 上皮性付着と結合組織性付着
(1) 上皮性付着
・辺縁歯肉の歯面側は歯肉溝上皮と接合上皮〈付着上皮〉に分けられる．
・接合上皮と歯面との付着様式を上皮性付着という．

(2) 結合組織性付着
・上皮性付着の根尖寄りでみられる歯と歯肉結合組織との付着様式を結合組織性付着という．
＊生物学的幅径：上皮性付着部と結合組織性付着部の垂直的な幅径で，天然歯周囲では，それぞれ約1mmずつ，合計2mm程度である．

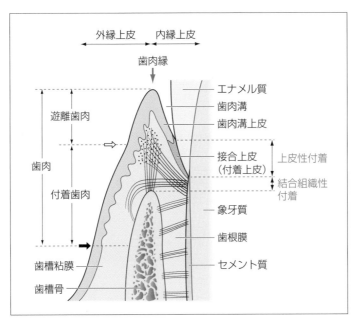

図　歯肉と歯の付着様式

➡は歯肉歯槽粘膜境を示す.

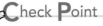heck Point

① スティップリングが見られるのはどこ？

② 外縁上皮は何から構成されている？

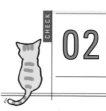

02 歯周病の分類

1 歯周病 ★

・種々の原因によって引き起こされる歯周組織に発症する疾患.
(1) **歯肉炎**：炎症が歯肉に限局しているもの
(2) **歯周炎**：支持歯槽骨にまで及んでいるもの
(3) **咬合性外傷**：咬合力によって生じた歯周組織の傷害

2 歯周病の分類 ★★★

I. 歯肉病変
1. プラーク性歯肉炎 　1) プラーク単独性歯肉炎 　2) 全身因子関連歯肉炎 　3) 栄養障害関連歯肉炎 2. 非プラーク性歯肉病変 　1) プラーク細菌以外の感染による歯肉病変 　2) 粘膜皮膚病変 　3) アレルギー性歯肉病変 　4) 外傷性歯肉病変 3. 歯肉増殖 　1) 薬物性歯肉増殖症 　2) 遺伝性歯肉線維腫症
II. 歯周炎
1) 全身疾患関連歯周炎 　2) 喫煙関連歯周炎 　3) その他のリスクファクターが関連する歯周炎 1. 慢性歯周炎 2. 侵襲性歯周炎 3. 遺伝疾患に伴う歯周炎
III. 壊死性歯周病
1. 壊死性潰瘍性歯肉炎 2. 壊死性潰瘍性歯周炎
IV. 歯周組織の膿瘍
1. 歯肉膿瘍 2. 歯周膿瘍
V. 歯周-歯内病変
VI. 歯肉退縮
VII. 咬合性外傷
1. 一次性咬合性外傷 2. 二次性咬合性外傷

（日本歯周病学会による歯周病分類システム 2006）

歯周病の新国際分類については, 少々複雑なので, 余力があったら教科書で確認するにゃ.

3 歯肉病変 ★★

1) プラーク性歯肉炎
・歯肉辺縁に存在する細菌群によって発症する歯肉の炎症.
・歯肉の発赤，浮腫，出血，疼痛，腫脹などがみられるが，エックス線所見やアタッチメントレベルにおける支持組織の喪失はない.
(1) プラーク単独性歯肉炎：プラークの付着によって発症する歯肉に限局した炎症
(2) 全身因子関連歯肉炎：プラークの付着のみならずほかの因子によって影響を受けた状態
①思春期関連歯肉炎　　　　　④糖尿病関連歯肉炎
②月経周期関連歯肉炎　　　　⑤白血病関連歯肉炎
③妊娠関連歯肉炎　　　　　　⑥その他の全身状態が関連する歯肉炎
(3) 栄養障害関連歯肉炎
①アスコルビン酸欠乏性歯肉炎
②その他の栄養不良が関連する歯肉炎

2) 非プラーク性歯肉炎
・細菌性プラーク以外の原因によって生じる歯肉病変
(1) プラーク細菌以外の原因によって生じる歯肉病変
①特殊な細菌感染によるもの
②ウイルス感染によるもの
③真菌感染によるもの
(2) 粘膜皮膚病変
①扁平苔癬
②類天疱瘡
③尋常性天疱瘡
④エリテマトーデス
⑤その他
＊慢性剝離性歯肉炎
・歯肉上皮の剝離による剝離性びらんと浮腫性紅斑がみられる.
・更年期の女性に多く発症し，唇側歯肉に好発する.
・接触痛を伴う.
・尋常性天疱瘡や扁平苔癬などの皮膚科疾患の一症状としてみられる.
(3) アレルギー反応
(4) 外傷性病変

3) 歯肉増殖症
・歯肉組織のコラーゲン線維の過剰増生による歯肉肥大
(1) 薬物性歯肉増殖症
・原因物質として，フェニトイン (抗てんかん薬)，ニフェジピン (Ca拮抗薬)，シクロスポリンA (免疫抑制薬) がある.
(2) 遺伝性歯肉増殖症
・遺伝的に突発性に発現する，ごくまれな疾患.

4 歯周炎　★★★

- ・細菌などによって歯周組織に生じる炎症性破壊性疾患である.

1）慢性歯周炎

- ・歯周病原細菌によって生じる付着の喪失〈アタッチメントロス〉および歯槽骨吸収を伴う.
- ・歯周炎のなかで罹患率が高く，発症は35歳以降に多い.
- ・*Porphyromonas gingivalis* や *Tannerella forsythia*，*Treponema denticola* が関連する.
- ・活動期と休止期を繰り返しながら進行する.

2）侵襲性歯周炎

- ・全身的には健康であるが，急速な歯周組織破壊（歯槽骨吸収，付着の喪失），家族内集積を認める.
- ・細菌性プラークの付着量は少なく，患者は10〜30歳代が多い.
- ・*Aggregatibacter actinomycetemcomitans* の存在比が高く，生体防御機能，免疫応答の異常が認められる.
- ・限局型と広汎型とに分類される.

（1）限局型

- ・思春期前後に発症する.
- ・第一大臼歯と切歯に限局したアタッチメントロスがみられる.

（2）広汎型

- ・通常，30歳以下の人に認められる.
- ・第一大臼歯と切歯以外の部位で，少なくとも3歯以上の広汎なアタッチメントロスがみられる.

3）遺伝疾患に伴う歯周炎

- ・家族性周期性好中球減少症，Down〈ダウン〉症候群，Papillion Lefèvre〈パピヨン・ルフェーブル〉症候群

5 壊死性歯周病　★★

1）壊死性潰瘍性歯肉炎
2）壊死性潰瘍性歯周炎

- ・歯間乳頭部と辺縁歯肉の壊死および潰瘍がみられる.
- ・歯肉表面に灰色の偽膜を形成し，接触痛を伴う.
- ・強い口臭が認められる.
- ・発熱や倦怠感などの全身症状を伴う.
- ・紡錘菌やスピロヘータの関連が示されている.
- ・発症原因として，口腔清掃不良，ストレス，喫煙，免疫不全などが考えられている.

6 咬合性外傷　★★

- ・外傷性咬合によって生じた歯周組織の損傷のこと.

・<u>歯根膜腔</u>の拡大，<u>歯槽硬線</u>の消失，<u>垂直性骨吸収</u>が認められ，進行するに従って歯の動揺の増加，咬耗，傾斜や移動などがみられる．

1）一次性咬合性外傷：歯周組織破壊を受けていない健康な歯に，異常な咬合力が加わり，歯周組織に生じる損傷．

2）二次性咬合性外傷：歯周組織が破壊された歯に，通常または異常な咬合圧が加わって生じる損傷．

7 外傷性咬合の種類 ★

早期接触，咬頭干渉，不正咬合，ブラキシズム，異常習癖，職業的習慣

8 骨縁上ポケットと骨縁下ポケット ★★

・ポケット底部が歯槽骨頂の位置よりも歯冠側にあるか根尖側にあるかで区別される．
・歯周炎における歯周ポケットは，仮性ポケット（歯肉ポケット）とは異なり，ポケット底部は<u>セメント-エナメル境</u>より根尖側に位置する．

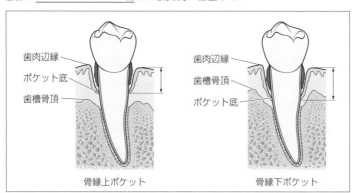

図　骨縁上ポケットと骨縁下ポケット

9 骨吸収の分類 ★★

・骨吸収は歯に対して残存している骨の壁数によって1壁性から4壁性に分類される．

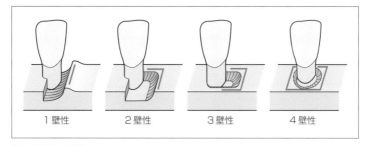

図　骨吸収の分類

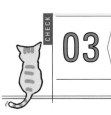

03 歯周治療の進め方

1 歯周治療の基本 ★★★

・原因を除去して歯周病の進行を止めること．
・歯周組織の修復を促し，組織再生をはかること．

2 歯周基本治療の目標 ★

①急性症状の鎮静，②慢性炎症の軽減，③プラークコントロールしやすい口腔環境への改善，④咬合の安定，⑤口腔衛生習慣の確立

3 歯周治療の基本的な順序 ★★★

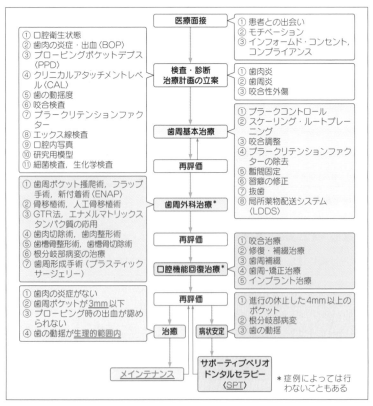

図 歯周治療の基本的な進め方

4 プラークリテンションファクター ★★

- プラークコントロールを困難にしたり，細菌性プラークの停滞を促進する因子.
- 歯石，歯列不正，不適合修復物・補綴装置，歯の形態異常 (根面溝，エナメル突起など)，口呼吸，う蝕などがある.

5 暫間固定 ★★

- 咬合力を多数歯に分散し，歯の動揺を抑えることにより歯周組織を安静化する.
- 暫間固定法は，固定装置を歯質の内側にとどめる内側性固定と，固定装置が外側に位置する外側性固定に分類される.

暫間固定の分類

	外側性固定
固定式固定法	・ワイヤー結紮レジン固定法
	・エナメルボンディングレジン固定法 (接着性レジン固定法)
	内側性固定
	・A-スプリント
可撤式固定法	・可撤性義歯
	・オクルーザルスプリント
	・ホーレー装置

※ 永久固定
- 歯周基本治療や歯周外科治療が終了した後に，長期間の使用を目的に行う連結固定のこと.
- 連結した鋳造冠，固定性ブリッジ，有床義歯を用いた欠損補綴が行われる.

6 局所薬物配送システム〈LDDS〉 ★★

- 深い歯周ポケットに抗菌薬などの薬剤を投与する.
- 抗菌薬→テトラサイクリン系薬剤，抗炎症薬→トリアムシノロンやヒドロコルチゾン

7 サポーティブペリオドンタルセラピー〈SPT〉 ★★

- 歯周治療後に歯周組織の大半は健康を回復したが，一部に病変が停止し症状が安定しているとみなされる 4 mm 以上の歯周ポケットや，根分岐部病変，歯の動揺が認められる状態を病状安定といい，SPTの対象となる.

8 メインテナンス ★★

- 歯周組織が臨床的に健康を回復し，以下の状態となった場合を治癒といい，メインテナンスに移行する.
  ①歯肉の炎症：なし，②プロービング時の出血：なし，
  ③歯周ポケット：3mm 以下，④歯の動揺：生理的範囲内

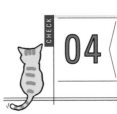

04 歯周組織の診査

1 歯肉の診査 ★★★

1）色調
・正常な歯肉の色調は淡いピンク色で，歯槽粘膜より白っぽい．
・炎症により歯肉は発赤し，慢性化に伴い鮮紅色から赤紫色や暗赤色へと変化する．

2）形態
・正常な歯肉では<u>歯間乳頭</u>はシャープで，付着歯肉を中心に<u>スティップリング</u>が存在する．
・付着歯肉の幅と厚みに周囲との連続性があり，歯肉歯槽粘膜境〈MGJ〉の位置は歯から離れている．

3）付着歯肉幅の測定
①ポケットの深さを<u>歯周プローブ</u>で測定する．
②<u>歯肉辺縁</u>から<u>歯肉歯槽粘膜境</u>までの長さを測定する．
③付着歯肉の幅（B－C）
　＝歯肉辺縁から歯肉歯槽粘膜境までの距離（A－C）－ポケットの深さ（A－B）

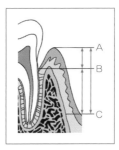

図　付着歯肉幅の測定

2 歯周ポケットの診査 ★★

・歯周ポケットの診査では歯周プローブを用いて，<u>ウォーキングプロービング</u>により根面の凹凸，歯肉縁下歯石，上皮付着部位などを触知しながら<u>ポケットデプス</u>を測定する．

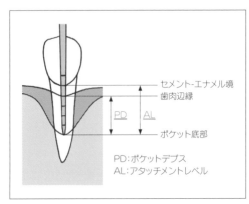

図　歯周ポケットの審査

1）ウォーキングプロービング

- ・プローブを上下に動かしながら，近遠心方向に少しずつ歩くように移動する.
- ・適正なプロービング圧は20〜25g程度.
- ・測定結果は4点法あるいは6点法を用いる. 6点法のほうがより詳細なデータとなる.

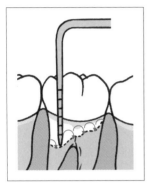

図　ウォーキングプロービング

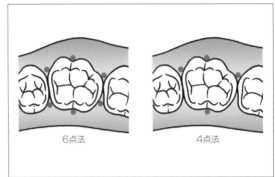

6点法　　　　　4点法

図　6点法と4点法

2）ポケットデプス〈PD〉

- ・歯肉辺縁を基準点にした歯肉辺縁からポケット底部までの距離のこと.

3）アタッチメントレベル〈AL〉

- ・セメント−エナメル境〈CEJ〉を基準点にしたCEJからポケット底部までの距離のこと.
- ・アタッチメントロス〈付着の喪失〉：アタッチメントレベルが根尖側に移動することで，付着が破壊されたことを意味する.
- ・アタッチメントゲイン〈付着の獲得〉：アタッチメントレベルが歯冠側に移動することで，付着が回復したことを意味する.
- ・アタッチメントレベルの測定の際には，プローブの角度はできる限り歯面と平行に保つようにする.

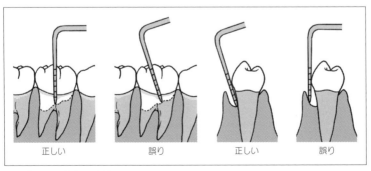

正しい　　　　誤り　　　　正しい　　　　誤り

図　ポケットデプスの測定

3 根分岐部の診査 ★★

- 根分岐部に<u>ファーケーションプローブ</u>を水平的に挿入し，歯周組織の破壊が及んだ複根歯の根分岐部の状態を診査する.
- 根分岐部病変の分類には，<u>Lindhe & Nyman</u> の分類と <u>Glickman</u> の分類とがある.

1）Lindhe & Nyman の分類 〔CP①〕
1度：分岐部にプローブは入るが歯冠幅径の <u>1/3</u> 以内
2度：分岐部にプローブが歯冠幅径 <u>1/3</u> 以上入るが貫通しない
3度：分岐部でプローブが <u>貫通</u> する

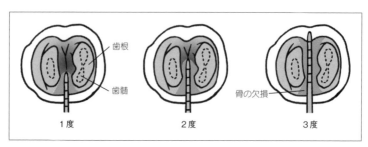

図　Lindhe & Nyman の分類

2）Glickman の分類 〔CP①〕
1級：根分岐部の歯根膜に病変が認められるが，歯槽骨にはエックス線写真上の異常を認めない
2級：歯槽骨の破壊が一部認められるが，プローブは貫通しない
3級：プローブは貫通するが，根分岐部は歯肉で覆われている
4級：根分岐部が口腔内に露出し，プローブが貫通する

4 プロービング時の出血 ★

ポケット上皮が破壊されて剥離・潰瘍状態となっている場合は，プロービングによってポケット底部から出血するため，出血の有無により炎症度の指標とする.

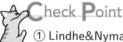

Check Point

① Lindhe&Nyman の分類と Glickman の分類は何を評価する？
評価法は？

5 歯の動揺度 ★★★

- ・歯の動揺度測定は，歯周組織の炎症状態，歯を支持する歯周組織の量，および外傷力（咬合力を含む）の影響を表す指標となる．
- ・前歯部では歯をピンセットで挟み，臼歯部ではピンセットを咬合面に押しつけて動揺度を測定する．
- ・動揺度の判定にはMillerの分類を用いる．

［Millerの分類］ CP②

0度：生理的動揺のみ（0.2mm以内）
1度：唇（頬）舌（口蓋）方向にわずかに動く（0.2〜1.0mm）．
2度：唇（頬）舌（口蓋）方向，近遠心方向に中程度動く（1.0〜2.0mm）．
3度：唇（頬）舌（口蓋）方向，近遠心方向に高度，垂直方向にも動く（2.0mm以上）．

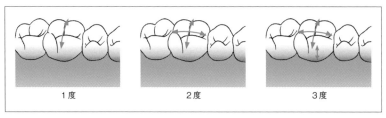

1度　　　　　　2度　　　　　　3度

図　Millerの分類

6 エックス線写真診査項目（エックス線写真でわかること） ★★

- ・歯間部歯槽骨の吸収状態（水平性骨吸収，垂直性骨吸収）
- ・根分岐部透過像の有無
- ・歯根膜腔の状態
- ・歯冠−歯根比
- ・う蝕の有無，修復物の状態
- ・根尖部病変，顎骨内病変の有無
- ・歯石沈着

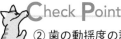

Check Point

② 歯の動揺度の評価法は？

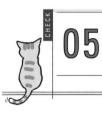 05 歯周外科治療の種類と適応

1 歯周外科治療の分類 ★★

(1) 組織付着療法
・歯根面と歯周ポケット内部に感染した細菌および最近由来の毒性物質を取り除き，歯肉組織の歯根面への付着を促進することを目的とした手術法.

(2) 歯周組織再生療法
・歯周病により失われた歯周組織 (歯肉・セメント質・歯根膜・歯槽骨) を再生させることを目的とした手術法.

(3) 切除療法
・歯周ポケットを切除することによって確実にポケットを浅くし，プラークコントロールしやすい歯周環境をつくることを目的とした手術法.

(4) 歯周形成手術 (歯肉歯槽粘膜形成術)
・審美性の回復以外に，歯周病の進行を抑え，歯肉，歯槽粘膜の形態的安定を図るための手術法.

歯周外科治療の分類

歯周外科治療	手術名
組織付着療法	・歯周ポケット掻爬術 ・新付着術〈ENAP〉 ・フラップ手術〈FOP〉 ・ウィドマン改良フラップ手術
歯周組織再生療法	・骨移植術 ・歯周組織再生誘導術〈GTR〉法 ・エナメルマトリックスタンパク質〈EMD〉を応用した再生療法 ・増殖因子 (FGF-2) を応用した再生療法
切除療法	・歯肉切除術 ・歯肉弁根尖側移動術 ・骨切除術 ・骨整形術
歯周形成手術	・小帯切除術 ・歯肉弁側方移動術 ・歯肉弁歯冠側移動術 ・歯肉弁根尖側移動術 ・遊離歯肉移植術 ・歯肉結合組織移植術

② 歯周外科治療の種類と特徴　★★★

歯周ポケット掻爬術

・キュレットスケーラーを用いて，ポケット上皮と炎症性上皮下結合組織の一部を除去する．
【適応症】
・比較的浅い歯周ポケット（3〜5mm程度）
・浮腫性の歯肉で骨縁上ポケット・外科処置の前処置
【使用器具】
・麻酔器具一式，プローブ，キュレットスケーラー，歯周パック，（縫合用器具）

新付着術〈ENAP〉

・ポケット上皮と炎症性上皮下結合組織を切除し，新付着を得る．
【適応症】
・3〜5mm程度の骨縁上ポケット
【使用器具】
・麻酔器具一式，プローブ，クレーン-カプランのポケットマーカー，メス，キュレットスケーラー，縫合用器具，歯周パック

歯肉切除術

・病的歯肉組織を切除することにより仮性・歯肉ポケットを除去する．
・歯肉切除術に続き，歯肉整形術を行う．
【適応症】
・仮性ポケット
・線維性の歯肉増殖・骨縁上ポケットで軽度の水平性骨吸収
【使用器具】
・麻酔器具一式，プローブ，クレーン-カプランのポケットマーカー，メス，スケーラー，歯肉鋏，歯周パック

歯肉剥離掻爬術〈フラップ手術，FOP〉

・歯肉歯槽粘膜境を越えて歯肉弁を剥離翻転させ，直視下で深部歯石除去やルートプレーニング，炎症性肉芽組織の除去を行う．
【適応症】
・歯周基本治療後に残存する4mm以上の歯周ポケット
・垂直性骨欠損・3壁性骨欠損・根分岐部病変
【使用器具】
・麻酔器具一式，プローブ，ファーケーションプローブ，スケーラー，骨膜剥離子，骨ノミ，骨ヤスリ，縫合用器具，歯周パック

歯肉歯槽粘膜形成術〈MGS〉

・付着歯肉の喪失や幅が狭い場合に，歯肉弁を意図する方向に移動したり，他の部位から組織を移植し回復させる．
・小帯の切除などにより歯周組織の安定化をはかり，口腔清掃しやすい環境をつくる．
【歯肉歯槽粘膜形成術の種類】
・小帯切除術，歯肉弁根尖側移動術，歯肉弁歯冠側移動術，歯肉弁側方移動術，口腔前庭拡張術，遊離歯肉移植術，結合組織移動術
【使用器具】
・基本的な使用器具は歯肉剥離掻爬術と同じ．

組織再生誘導法〈GTR法〉

・骨欠損部にGTR（保護・遮断）膜を設置することにより上皮や歯肉線維芽細胞の侵入を防ぎ，膜の内側のスペースに多分化能および再生能力を有する歯根膜由来細胞を誘導し，セメント質の形成による結合組織性新付着を伴う歯周組織の再生を期待する方法．
【適応症】
・1〜2度（Lindhe & Nymanの分類）の根分岐部病変
・2〜3壁性の垂直性骨吸収
【使用器具】
・基本的な使用器具は歯肉剥離掻爬術と同じ・GTR膜，コーンのプライヤー

CP

❸ 組織再生誘導法〈GTR法〉 ★

・骨欠損部にGTR膜を設置し，上皮や歯肉結合組織由来細胞の侵入を防ぐ．
・膜の内側のスペースに歯根膜由来細胞を誘導し，新付着を伴う歯周組織の再生を期待する．

【術式】
①術部の消毒，局所麻酔
②切開
③剝離と歯肉弁形成
④肉芽除去とSRP
⑤膜の調整とトリミング
⑥膜の固定と縫合
⑦歯肉弁の縫合
⑧(非吸収性膜を使用した場合) 術後4～6週間で膜の除去

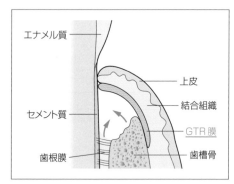

図 GTR法

❹ エナメルマトリックスタンパク質による再生療法 ★★

・エナメルマトリックスタンパク質が歯根膜中の未分化細胞をセメント芽細胞，骨芽細胞および歯根膜を形成する細胞に分化・誘導し，歯周組織の再生を誘導する．
・歯肉剝離搔爬術と同じ術式で行い，ルートプレーニング後の根面を酸処理した後に，エナメルマトリックスタンパク質を塗布し，縫合を行う．

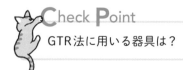

Check Point

GTR法に用いる器具は？

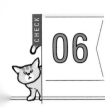

06 歯周外科治療に用いる器材と使用目的

1 歯周外科治療に用いる器材　★★★

歯周外科治療	使用器材
基本診査	デンタルミラー，歯科用ピンセット，探針〈エキスプローラー〉，歯周プローブ，ファーケーションプローブ〈根分岐部用プローブ〉
麻酔	注射器，カートリッジ，注射針
切開・剝離	クレーン-カプランのポケットマーカー，替刃メスとメスホルダー，固定刃のペリオドンタルナイフ，歯肉鋏，骨膜剝離子
搔爬，肉芽除去およびSRP	シックルスケーラー，キュレットスケーラー，ファイルスケーラー，超音波スケーラー，鋭匙，歯肉鋏
骨整形	オーシャンビンチゼル，破骨鉗子，骨ファイル（ヤスリ）
縫合	歯肉ピンセット，コーンのプライヤー，持針器，縫合針，縫合糸【縫合糸の種類】・非吸収性縫合糸：絹糸，合成繊維（ナイロン，テフロン，テトロン），木綿糸，鋼線・吸収性縫合糸：腸線（カットグート），合成吸収性縫合糸（ポリグリコール酸，ポリビニルアルコール）
歯周パック	【歯周パックの種類】ユージノール系と非ユージノール系

2 切開の種類　★

(1) 内斜切開：メスの先端を歯軸に向けて行う切開.
(2) 外斜切開：メスの先端を歯槽骨の外縁に向けて行う切開.
(3) 減張切開：創縁に張力がかかりすぎたり，創縁が密着できないときに，離れた場所に加える切開.

3章

歯周病学

3 縫合法の種類 ★

1) 断続縫合
(1) **単純縫合**：頻繁に用いられる．内外側の弁を歯間部ごとに縫合する方法．
(2) **8の字縫合**：新付着術，歯肉剥離掻爬術にて使用頻度が高い．縫合糸を8の字に交差させる方法．
(3) **連続縫合**；1本の糸で連続して縫合する方法．

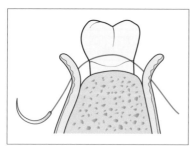

図　単純縫合[3]

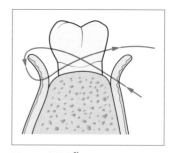

図　8の字縫合[3]

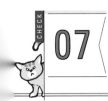

07 歯周-歯内病変の治療

1 歯周-歯内病変の分類（Weine の分類） ★

1）I型：歯内病変由来
・歯髄疾患が原因で歯周炎に類似した病変が生じたもので，歯髄は失活している．
・適切な歯内療法により感染が除去されれば治癒する．

2）II型：歯周病変由来
・重度の歯周疾患で深い歯周ポケットが存在するために，根尖または側枝を経由して歯周病原細菌が歯髄に感染し，逆行性歯髄炎（上行性歯髄炎）や歯髄壊死を引き起こしたもの．
・歯周治療と歯内療法の両方が必要である．

3）III型：歯周-歯内病変混合
・歯周疾患と歯髄疾患の両者が発症し，症状が合併したもので，深い歯周ポケットを有し，歯髄は失活している．
・歯周治療と歯内療法の両方が必要である．

3章

歯周病学

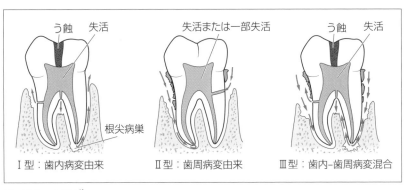

図　Weine の分類[3]

4章

歯科補綴学

POINT

歯科補綴学は"義歯"に関する学問で，全部床義歯学，部分床義歯学，クラウンブリッジ補綴学から構成されます．

無歯顎者の特徴，咬合採得の種類と術式（使用材料も含む），基準平面，義歯の種類と特徴，部分床義歯の構成要素，ポンティックなどが多く出題されます．

床義歯に関する問題がクラウンブリッジの問題より多い傾向ですが，クラウンブリッジの種類と特徴もおさえておきましょう．

インプラントやCAD/CAMなどの新しい治療法も学習しておくとよいでしょう．

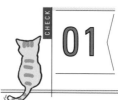

歯の喪失に伴う口腔内の変化と無歯顎患者の特徴

1 歯の喪失によって生じる症状 ★★

- <u>歯槽骨</u>の吸収
- 咬合干渉 (早期接触, 咬頭干渉)
- <u>咀嚼能率</u>の低下
- 食片圧入
- 隣在歯の傾斜, 捻転, 移動および対合歯の挺出
- 咀嚼筋の疼痛, 顎関節の異常
- 発音障害
- 咬合位の変化
- 顔貌の変化 (鼻唇溝が深くなる, 人中の不明瞭化, 口角下垂など)

2 高齢者の無歯顎患者にみられる特徴 ★★

・歯槽部の吸収	・顎堤弓の縮小	・下顎頭の扁平化
・下顎角の開大 (鈍角化)	・顎堤弓の拡大	

3 加齢変化 ★★★

1) 歯質, 歯髄
- 第三象牙質, 硬化象牙質の形成
- 歯髄の萎縮, 変性

2) 歯周組織, 口腔粘膜
- セメント質の肥厚
- 歯肉退縮, 口腔粘膜の萎縮

3) 顎関節
- 下顎頭の萎縮, 変形, 平坦化
- 関節円板の線維化

4) 全身
- 減少するもの：細胞内液量, 心拍出量, 内分泌量, 肝機能, 腎機能

4 補綴処置によって改善できるもの (補綴処置の目的) ★★

・咬合高径	・嚥下機能	・顎関節の機能
・下顎運動機能	・鼻咽腔閉鎖機能	・下顎の位置感覚
・調音 (構音) 機能		

02 基準平面と彎曲

■1 カンペル平面〈鼻聴道線〉　★★

・左右側いずれかの鼻翼下縁と両側の耳珠上縁を結んだ平面.
・鼻翼下縁と耳珠上縁を結ぶ線はカンペル平面〈鼻聴道線〉とよばれる.
・咬合平面とほぼ平行な関係にあることから，無歯顎者の咬合平面を設定する際の基準となる.

■2 咬合平面　★★

・歯列全体として咬合に関与している前歯部の切縁および臼歯部の咬合面を含む平面.
・通常，左右下顎中切歯近心隅角部の中点（切歯点）と左右下顎第二大臼歯の遠心頬側咬頭頂を含む平面としている.
・咬頭嵌合位〈中心咬合位〉においてカンペル平面とほぼ平行な位置関係にある.

■3 フランクフルト平面〈眼耳平面〉　★★★

・生体の左右の眼点と耳点〈耳珠上縁点〉を含み，頭蓋を水平に横切る仮想平面.
・眼点は眼窩下縁の最下点（瞳孔直下の眼窩縁）に相当する.
・顔面や頭蓋の計測に重要な水平基準平面.
・頭部エックス線規格写真撮影において基準平面の1つとして，顔面・頭蓋の形態や成長に伴う異常の診断，発育成長の予測，矯正治療前の診断や術後の評価などに利用する.
・顎態模型の製作に際し，模型の基底面をフランクフルト平面と平行にすることにより，歯列と頭蓋との位置的関係を模型に表現する.
・フェイスボウ〈顔弓〉を用いて上顎模型を咬合器に付着する際に利用する.

■4 スピーの彎曲〈前後的咬合彎曲〉　★

・天然歯列の排列状態を側方から観察したとき，下顎臼歯部の頬側咬頭頂を連ねる線が示す前後的な円弧のこと.

各基準平面は，補綴装置製作や矯正治療における症例分析で重要だよ．基準平面の基準となる点も併せて覚えるにゃ.

5 ウィルソンの彎曲〈側方的咬合彎曲〉　★

- ・左右側の大臼歯の頬舌側咬頭を連ねてできる側方彎曲のこと.
- ・上下顎に存在し，前頭面に投影してみるといずれも下方に凸を示す.

6 モンソンカーブ〈モンソン球面〉　★

- ・前歯切端および臼歯の各頬・舌側咬頭は篩骨鶏冠付近を中心とした半径4インチ（約10cm）の球面に沿っている.

7 調節彎曲　★

- ・総義歯の人工歯排列に際し，咬合平衡を目的として歯列に付与される彎曲のこと.
- ・矢状面における彎曲を前後的調節彎曲，前頭面における彎曲を側方調節彎曲という.

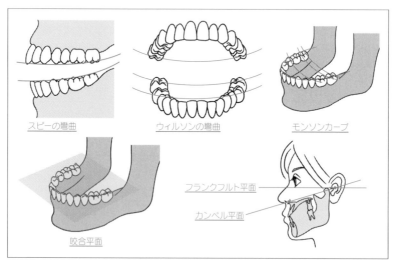

スピーの彎曲　ウィルソンの彎曲　モンソンカーブ

フランクフルト平面
カンペル平面

咬合平面

図　基準平面と彎曲

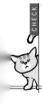

1 下顎運動 ★★

1) 開閉口運動
- 咬頭嵌合位から開口したり閉口したりする下顎運動である.
- 開口時, 下顎頭は回転しながら関節結節を下方に移動する. 閉口時はその逆である. 開口路と閉口路は必ずしも一致しない.

2) 前方・後方運動
- 前方運動は咬頭嵌合位から前方への運動である.
- 前方運動時, 下顎頭は関節結節の斜面に沿って前下方に移動し, 矢状面でみたときのこの経路を矢状顆路という.
- 後方運動は咬頭嵌合位から後方への運動で, 運動量は小さい.
- 下顎の最後退位を中心位といい, 終末蝶番運動の出発点となる.

3) 左右側方運動
- 咬頭嵌合位から左右側への下顎運動である.
- 作業側 (下顎が動く方向) の下顎頭は回転運動だけでほとんど移動しないが, 平衡側 (作業側の反対側) の下顎頭は前下内方へ移動する.

下顎運動は開閉口運動, 前方・後方運動, 左右側方運動に分けられるよ.

2 咬合様式 ★★

1) 両側性平衡咬合〈バランスドオクルージョン〉
- 側方運動時に作業側, 非作業側 (平衡側) の歯も接触している咬合様式.
- 全部床義歯において推奨される咬合様式.

2) 犬歯誘導〈カスピッドプロテクテッドオクルージョン〉
- 側方滑走運動時に作業側犬歯が接触している (犬歯によって誘導される) 咬合様式.
- 前歯も臼歯もすべて離開し, 接触しない.

3) グループファンクション
- 側方滑走運動時に作業側の複数歯が接触している咬合様式.
- 非作業側は離開している.
- 天然歯列ではこの咬合様式が多い.

4章

歯科補綴学

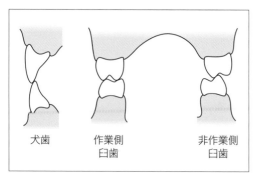

図　両側性平衡咬合〈バランスドオクルージョン〉

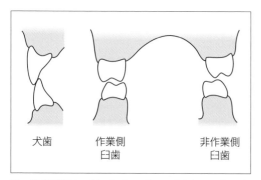

図　犬歯誘導〈カスピッドプロテクテッドオクルージョン〉

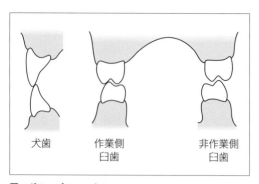

図　グループファンクション

3 咬頭嵌合位〈中心咬合位〉 ★

・上下顎の咬合面が最大面積で接触または咬頭嵌合したときの下顎位で，習慣性閉口位と一致する.

4 下顎限界運動路 ★

・下顎の運動範囲は，下顎切歯点の運動範囲として示される (ポッセルトの図形).

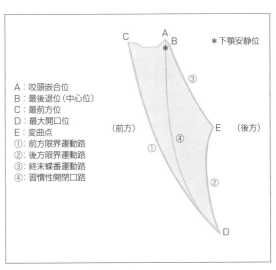

A：咬頭嵌合位
B：最後退位 (中心位)
C：最前方位
D：最大開口位
E：変曲点
①：前方限界運動路
②：後方限界運動路
③：終末蝶番運動路
④：習慣性開閉口路

図　ポッセルトの図形 (矢状面)

5 下顎安静位 ★

・顔面を垂直に保ち咀嚼筋の緊張がない状態では，下顎は上顎との間にほぼ一定の距離を保って静止している. 口腔が機能を開始するとき，下顎は下顎安静位から運動を始める.
・中心咬合位より下方 (習慣性開閉口路上) に存在する.
・安静空隙量は平均2〜3mmである.
・無歯顎者の咬合高径の決定に利用される.

04 クラウンの種類と特徴

1 クラウンの分類と特徴 ★★★

1）全部被覆冠：歯冠全体を被覆する歯冠修復物

（1）全部金属冠

- ワックスパターンを製作し，金属の鋳造法により金属で製作する歯全体を被覆する全部被覆冠.
- 強度に優れるが，審美性が悪い.

（2）前装冠

- 外観に触れる前歯，臼歯の唇側面あるいは頬側面を歯冠色材料で覆い，審美性を考慮した補綴装置.
- 前装冠には陶材焼付冠とレジン前装冠の2種類がある.

（3）ジャケットクラウン〈ジャケット冠〉

- 金属を使わずに冠全体をセラミックやコンポジットレジンを用いて製作する.
- 金属を使わないので審美性に優れるが，衝撃に弱い.

2）部分被覆冠：歯冠の一部を被覆する歯冠修復物

- 3/4冠，4/5冠，プロキシマルハーフクラン，ピンレッジなどがある.
- 全部被覆冠に比べ，歯質切削量が少なく，歯髄への影響が少ない.
- 審美性に優れるが，保持力や強度に劣り，二次う蝕になりやすい.

3）ポストクラウン〈継続歯〉：単根歯で根管処置が終了した無髄歯にのみ応用できるクラウン

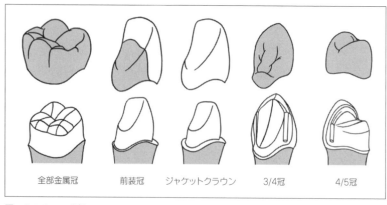

| 全部金属冠 | 前装冠 | ジャケットクラウン | 3/4冠 | 4/5冠 |

図　クラウンの分類

2 ブリッジの分類と特徴 ★

(1) **固定性ブリッジ**：ポンティックと支台装置の連結部が両方，固定性連結.
(2) **半固定性(可動性)ブリッジ**：ポンティックと支台装置の連結部の片方が固定性連結，もう一方が可動性連結.
(3) **可撤性ブリッジ**：ブリッジ全体あるいはポンティックだけが取り外せる.

3 ブリッジの構造 ★★

(1) <u>支台装置</u>：欠損部を補うポンティックと連結され，支台歯に装着される.
(2) <u>ポンティック</u>：少数歯欠損をブリッジ〈架工義歯〉で補綴する場合の欠損部に相当する人工歯のこと.
(3) <u>連結部</u>：ポンティックと支台装置とを連結する部分のこと.

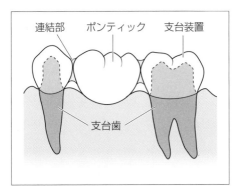

連結部　ポンティック　支台装置

支台歯

図　ブリッジの構造

4 ポンティックの形態 ★★★

(1) 離底型
・<u>下顎臼歯部</u>に適用.
・基底面が欠損部粘膜から完全に離れていて，<u>清掃性</u>に優れる(自浄型).

(2) 船底型
・<u>下顎前歯</u>，<u>下顎臼歯</u>に適用.
・基底面が船底のような形態をしていて，欠損部歯槽頂部のみ粘膜と接する(半自浄型).

(3) 偏側型
・<u>上顎臼歯</u>，<u>下顎前歯</u>に適用(下顎臼歯，上顎前歯も可).
・基底面が欠損部粘膜の唇側あるいは頬側の歯頸部にのみ接している(半自浄型).

ポンティックとは欠損部を補う人工歯のことだよ. 求められる条件は, 機能の回復, 審美性の回復, 清掃性に優れる, 咬合に耐えうる強度をもつなど.

(4) リッジラップ型

・<u>上顎前歯</u>, <u>上顎臼歯</u>に適用.
・基底面が唇側あるいは頬側の歯槽提から歯槽頂部にかけてT字状に接している(半自浄型).

(5) 鞍状型

・可撤性ブリッジに適用.
・基底面が唇側あるいは頬側から舌側にかけて鞍状に接している(非自浄型).

(6) 有床型

・可撤性ブリッジに適用.
・基底面に床が付与されていて, 広い面積で歯槽提粘膜に接している(非自浄型).

(7) 有根型

・基底面が抜歯窩に1/3～1/4程度入り込む(非自浄型).

(8) オベイト型

・基底面が顎堤に付与された陥没部に入る(非自浄型).
・<u>前歯部</u>に適用.

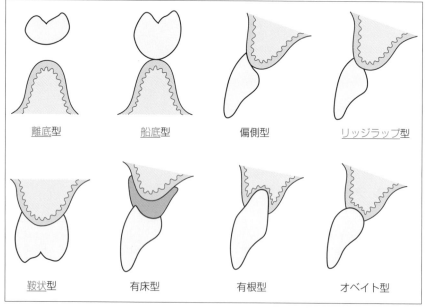

| 離底型 | 船底型 | 偏側型 | リッジラップ型 |
| 鞍状型 | 有床型 | 有根型 | オベイト型 |

図　基底面形態によるポンティックの分類

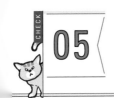
1 全部床義歯〈総義歯，コンプリートデンチャー〉 ★★

・上顎または下顎のすべての歯を喪失した症例に対し，これを補綴する目的で適用される有床義歯のこと．
・<u>粘膜負担</u>様式である．

1）目的による分類

(1) 暫間義歯：最終義歯を装着するまでの間に使用する義歯のこと．治療用義歯，即時義歯，移行義歯などがある．

(2) 即時義歯：抜歯前に抜歯部位を削除した模型上で製作した義歯のこと．抜歯後すぐに装着する．

(3) 治療用義歯：最終的な義歯の製作に至るまでの途中の段階で，咬合や粘膜の治療の目的で装着される義歯のこと．

(4) 移行義歯：局部床義歯を装着中，抜歯の必要が生じたとき，抜歯創が治癒して本義歯の製作が完了するまでの間使用する義歯のこと．

2）全部床義歯の構成要素

(1) <u>人工歯</u>（レジン歯，陶歯，金属歯）
(2) <u>義歯床</u>（レジン床，金属床）

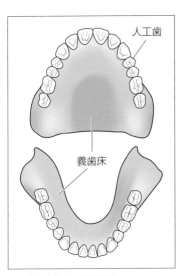

人工歯

義歯床

図　全部床義歯の構成要素

4章

歯科補綴学

❷ 部分床義歯〈パーシャルデンチャー〉 ★★

・歯列内の部分的な歯の喪失と，それに伴って生じた歯周組織や歯槽骨の実質欠損の補綴を目的として適用される有床可撤式の義歯のこと．

1）歯列欠損部位による分類

(1) **中間義歯**：歯の欠損部位が歯列の中間にある場合に適用する義歯

(2) **遊離端義歯**：欠損部位が歯列の遠心端に存在する場合に適用する義歯

2）咬合圧支持による分類

(1) **歯根膜負担（支持）義歯**：咬合咀嚼力を歯で支持する義歯

(2) **粘膜負担（支持）義歯**：咬合咀嚼力を粘膜で負担する義歯

(3) **歯根膜粘膜負担（支持）義歯**：咬合咀嚼力を歯と粘膜の両方で負担する義歯

3）部分床義歯の構成要素

(1) <u>支台装置</u>：クラスプ，アタッチメント，レスト，フック，スパー

(2) <u>連結子</u>〈連結装置〉：リンガルバー，リンガルプレート，パラタルバー，パラタルプレート

(3) <u>人工歯</u>：陶歯，レジン歯，金属歯

(4) <u>義歯床</u>：レジン床，金属床

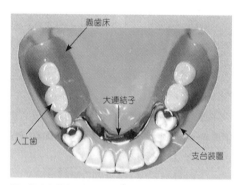

図　部分床義歯の構成要素[4]

1 支台装置 ★★

1) クラスプ

(1) 製作方法による分類
①鋳造鉤〈キャストクラスプ〉
：鋳造によって製作するクラスプ.
②線鉤〈ワイヤークラスプ〉
：細い金属線を屈曲して製作するクラスプ.

(2) 形態による分類
①環状鉤：鉤歯の歯冠を取り巻く環状のクラスプ.
エーカース鉤, リング鉤, ヘアピン鉤などがある.
②バークラスプ：鉤歯に近接する義歯床縁または連結子
から起こり, 歯槽部を鉤歯方向へ水平に横走するバー
状の鉤腕をもつクラスプ.
ローチ鉤 (Iバー, Tバーなど) やRPI鉤がある.

クラスプにはいくつ
か種類があって, 前
歯部にのみ, 臼歯部
にのみ適用されるも
のがあるよ.

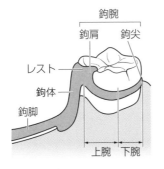

鉤腕
鉤肩　鉤尖
レスト
鉤体
鉤脚
上腕　下腕

図　環状鉤[5]

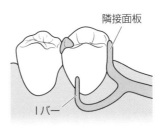

隣接面板
Iバー

図　バークラスプ[5]

2) アタッチメント
・支台歯に設置される固定部と義歯床につける可撤部により支台歯と義歯を連結し,
義歯を安定させる.

(1) クラスプと比べた場合の利点・欠点
【利点】：審美性がよい, 違和感が少ない, 支台歯の負担が少ない.
【欠点】：歯質の切削が必要, 製作・修理が難しい.

(2) アタッチメントの分類
①歯冠外アタッチメント：歯冠の外にアタッチメントが飛び出した構造.

②歯冠内アタッチメント：歯冠内部にアタッチメントが内包された構造.

③根面アタッチメント：根管充填後の歯根上に固定部を設置したもの.

④バー（歯根外）アタッチメント：支台歯と支台歯をバーで連結した構造.

3）レスト，フック，スパー

・義歯の沈下や回転を防ぐ目的で用いる.

(1) レスト

・義歯に加わる咬合咀嚼力を支台歯に伝え，義歯の沈下や横揺れを防ぐ.

・鉤や義歯を正しい位置に保持する.

・支台歯と義歯間への食片圧入を防止する.

(2) フック

・間接支台装置の一種で，咬合面鼓形空隙または切縁鼓形空隙を通り，頬側の隣接鼓形空隙に設定されるV字形の鉤状のもの.

(3) スパー

・歯の舌面または臼歯咬合面に置かれる金属の小突起で，レストと同じ役割をもつ.

2 連結子〈連結装置〉 ★★

・局部床義歯の一構成要素で，左右または前後にある義歯床や間接維持装置を連結する金属部分のこと.

「パラタル＝口蓋」，
「リンガル＝舌側」.

1）リンガルバー（下顎用）

・下顎の舌側に粘膜面に沿って用いられる金属製の杆状の連結装置.

・残存歯頸部と口腔底との間に十分な広さがあり，リンガルバーの上縁を歯肉縁から4mm以上離すことができる症例に適用される.

2）リンガルプレート（下顎用）

・下顎残歯の舌側粘膜面に幅広く薄く，板状に接してつくられる連結床部分.

・舌小帯や口腔底が高く，リンガルバーが使用できない症例に適用される.

3）パラタルバー（上顎用）

・口蓋粘膜上を横走あるいは縦走する金属製の杆状の連結装置.

4）パラタルプレート（上顎用）

・十分な強度と支持力を与えるために，口蓋粘膜上に板状に幅広く接してつくられる連結装置.

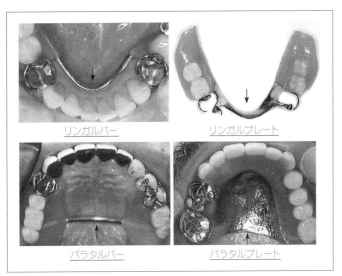

リンガルバー　　　　　　　リンガルプレート

パラタルバー　　　　　　　パラタルプレート

図　連結子[4)]

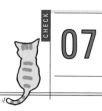

07 全部床義歯の製作過程

1 印象採得 ★★★

1）概形印象採得
- 既製トレーとアルジネート印象材やモデリングコンパウンドを用いる.
- 研究用模型〈スタディモデル〉を用いて個人トレーを製作する.

2）精密印象採得
- 個人トレーとモデリングコンパウンドや酸化亜鉛ユージノール印象材，シリコーンゴム印象材を用いる.

精密印象による模型を作業用模型というよ.

2 顎間関係の記録（咬合採得） ★★★
- 作業用模型から製作した咬合床を用いる.
- 上顎に対する下顎の垂直的・水平的顎間関係を記録する.
- 顎間関係を記録した咬合床を用いて，作業用模型を咬合器に装着する.

咬合採得にはシリコーンゴム印象材，石膏を用いるよ.

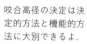

3 仮想咬合平面の決定 ★★★
- 上下顎全部床義歯の製作に際し完成義歯の咬合平面を想定して，その平面と一致する咬合堤上に形成する平面のこと.
- 上顎の咬合堤を正面観では上唇下縁の高さで両瞳孔間線に平行となるように，側面観では鼻聴道線に平行となるようにする.
- カンペル平面とほぼ平行な関係にあり，人工歯排列時の基準となる.

4 垂直的顎間関係（咬合高径の決定） ★★★

1）形態的方法
- 顔貌の特徴や，頭部エックス線規格写真，顎堤の対向関係などを用いる.

2）機能的方法
- 下顎安静位と安静位空隙を用いる方法，嚥下位や発音時の下顎位を用いる方法がある.

咬合高径の決定は決定的方法と機能的方法に大別できるよ.

5 フェイスボウによる記録 ★★★

・フェイスボウ〈顔弓〉は，頭蓋あるいは顎関節に対する上顎の三次元的位置関係を半調節性咬合器上に再現するときに使用する．
・前方基準点は眼窩下点，鼻翼下縁や鼻下点を，後方基準点は平均的顆頭点や蝶番点を用いる．

6 水平的顎間関係 ★★★

・垂直的顎間関係を決定した後に，上顎に対する下顎の前後的・側方的位置関係を記録する．
・習慣性閉口路利用法，嚥下利用法，ゴシックアーチ描記法などがある．

7 顆路角の調節（チェックバイト法） ★★★

・下顎の偏心運動した場合の顆路（かろ）の出発点と偏位（前方位，側方位）を結んだ直線が，各平面となす傾斜角度を測定し，咬合器の顆路調節を行うための方法である．
・チェックバイト材として，シリコーン印象材や石膏印象材，酸化亜鉛ユージノールペーストが用いられる．

8 ろう義歯試適 ★★

・人工歯排列や歯肉形成が完了したものをろう義歯という．
・ろう義歯を患者の口腔内に試適し，適合状態，審美性，咬合状態，義歯床外形線などの点検を行う．
・ろう義歯試適後，レジン重合などの技工操作を行い，義歯が完成する．

9 パラトグラム法 ★★

・ろう義歯を用いた発音検査法で，発音時に舌が口蓋や歯列とどの範囲で接触するかを検査する．
・口蓋面にアルジネート印象材の粉末を塗布したのちに発音させ，舌との接触関係を調べる．

全部床義歯が完成するまでにチェアサイドで行われる操作と，歯科医師や歯科技工士が技工室で行う操作に分けられるよ．

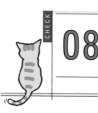

08 インプラント治療

1 インプラントの基本構造 ★★★

1) インプラント体（フィクスチャー）
・顎骨内に埋入される<u>チタン</u>あるいはチタン合金でできた円柱状の構造体である.

2) アバットメント
・<u>インプラント体</u>と上部構造をつなぐ部分で，通常フィクスチャートは<u>スクリュー</u>（ねじ）で固定される.

3) 上部構造
・アバットメント上に装着される補綴装置のことである.
・<u>セメント</u>で<u>合着</u>される場合と<u>スクリュー</u>で<u>固定</u>される場合がある.

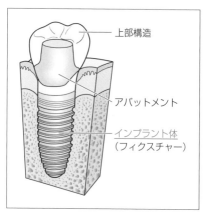

上部構造

アバットメント

<u>インプラント体</u>
（フィクスチャー）

図　インプラントの基本構造

2 インプラント体の埋入術式 ★★

・インプラント体の埋入には1回法（①～③，⑥，⑦）と2回法（①～⑤）があるが，1回法は粘膜貫通用のヒーリングアバットメント（ヒーリングキャップ）を用い，2回法ではインプラント体を閉鎖創下において創の治癒を図る．

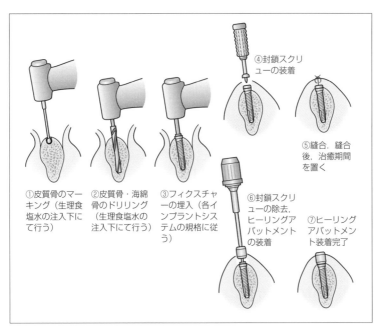

④封鎖スクリューの装着

⑤縫合．縫合後，治癒期間を置く

①皮質骨のマーキング（生理食塩水の注入下にて行う）

②皮質骨・海綿骨のドリリング（生理食塩水の注入下にて行う）

③フィクスチャーの埋入（各インプラントシステムの規格に従う）

⑥封鎖スクリューの除去．ヒーリングアバットメントの装着

⑦ヒーリングアバットメント装着完了

図　インプラント埋入の術式の基本例（2回法と1回法）

3 インプラント補綴歯科治療 ★

1）印象採得

・印象用コーピングをインプラント体（フィクスチャー）に装着し，印象採得する．
・印象用コーピングを印象に固定した状態で，技工操作の際のダミー（インプラント体に相当するもの）を装着した状態で模型材を流し，作業用模型を製作する．

2）フレームの試適

・陶材などを築盛して最終補綴装置を製作する前に，メタルフレームを口腔内に試適する．

3）上部構造の装着

・完成した補綴装置をアバットメントとともにフィクスチャーに装着する．
・スクリューを用いて装着するものと，セメント合着するものがある．

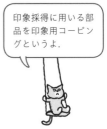

印象採得に用いる部品を印象用コーピングというよ．

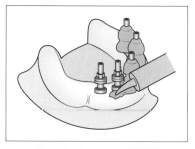

図　アバットメントレベルの印象採得

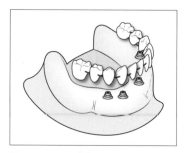

図　フレームの試適

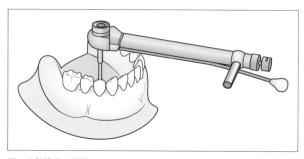

図　上部構造の装着

4 CAD/CAM〈Computer–Aided Design/Computer Aided Manufacturing〉 ★

・コンピュータを利用した修復・補綴装置の設計 (<u>CAD</u>) と加工 (<u>CAM</u>) のシステムである.

1) CAD/CAM 法の流れ

・支台歯形成→<u>光学印象</u> (計測)→設計→削り出し加工→調整・研磨→試適・装着

2) CAD/CAM に用いる加工材料

・コバルトクロム	・アルミナ陶材
・チタン	・ジルコニアセラミックス
・歯科用陶材	・コンポジットレジン

5章

口腔外科学・
歯科麻酔学

POINT

疾患の特徴についての問題が多く出題されます.
粘膜疾患（ウイルスとの関連疾患），顎関節の病
変（顎関節症の症状,脱臼），腫瘍（扁平上皮癌など），
知歯周囲炎，口唇・口蓋裂の特徴と治療法，骨折
の種類，三叉神経痛・顔面神経痛の特徴などが主
に出題されます.

囊胞と腫瘍については，『直前マスター①基礎科
目』の病理学を復習しておきましょう.

また，口腔外科の小手術に関する問題は歯科診
療補助と関連が深いので，術式や使用器具につい
て，併せて学習しておきましょう.

歯科麻酔領域に関しては【歯科診療補助論】で
出題されることもあります.

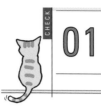

01 顎口腔領域の疾患

1 先天異常の種類と治療法 ★★★

歯の異常	
埋伏歯	・乳歯に少なく永久歯に多い. ・好発部位は上下顎第三大臼歯, 上顎犬歯. ・原因には萌出力不足, 位置異常, 形態異常, 顎内病変による障害, 粘膜の肥厚, 全身疾患などがある. ・不完全埋伏の場合は, 第三大臼歯の萌出途上で起きやすく, 智歯歯周炎を起こしやすい.
小帯異常	
舌小帯短縮症 (舌強直症)	・舌小帯が短いため舌の運動が障害される (特に前方に出しにくい). ・哺乳, 発音, 咀嚼, 嚥下などに障害がみられることがある. ・小帯を切開し, 延長をはかる.
上唇小帯短縮症	・上唇の運動障害や正中離開の原因となる. ・小帯を切開し, 延長をはかる.
口腔粘膜の異常	
フォーダイス斑	・頬粘膜に黄色顆粒が認められることがある. ・組織学的には皮脂腺が異常に発現する. ・治療の必要はない.
顎の異常	
小顎症	・下顎骨の発育不全によるものが多い. ・鳥貌を呈する. ・先天的には Pierre Robin〈ピエールロバン〉症候群が有名. ・Down〈ダウン〉症候群の部分症としても発症する. ・後天的には出生時の外傷や骨折などが原因となる. ・下顎骨骨切り術で下顎全体を前方へ移動させる.
下顎前突	・前歯部・臼歯部における反対咬合 ・後天的には下垂体機能亢進症が影響する. ・上顎の劣成長 (相対的下顎前突) により発生することもある. ・術前矯正の後, 下顎骨の骨切り術を行うことがある.

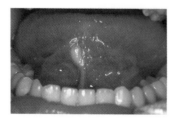

図 舌小帯短縮症

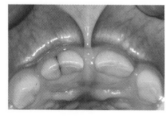

図 上唇小帯短縮症

2 口唇裂・口蓋裂 ★★★

・顔面に発生する裂奇形であり，比較的頻度が高く（約500人に1人），哺乳障害，構音障害などがみられる.

種類	・口唇裂：口唇に裂奇形を認める. 片側性と両側性がある. ・口蓋裂：口蓋中央部に裂奇形を認める. ・口唇口蓋裂：口蓋裂は単独で発症するより唇裂を合併していることが多い.
原因	・遺伝 ・環境要因（麻疹，風疹，トキソプラズマ・サリドマイド，ジアゼパムなど）
障害	・口唇裂と口蓋裂に共通した障害：哺乳障害，構音障害 ・口唇裂に伴う障害：審美障害，咀嚼・嚥下障害 ・口蓋裂に伴う障害：歯列不正，上顎骨の劣成長，上気道感染，咀嚼・嚥下障害

［治療方針］

・口唇裂は生後3〜4カ月後に，口蓋裂は1年6カ月〜2歳の間で手術を行うことが多い. CP

・しかし，成長発育が完了するまで機能訓練度を含めて継続的な治療が行われる.

(1) ホッツ床：吸綴力を与え顎の発育を進めるため，出生後から口蓋裂の手術直前まで用いられる.

(2) スピーチエイド：口蓋裂の手術後に生じる鼻咽腔閉鎖不全の対応として製作される.

・顎裂部骨移植術：顎裂部に骨を移植する.

Check Point

口唇・口蓋裂の手術の時期は？

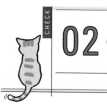

02 口腔粘膜疾患の種類と特徴

1 潰瘍性病変 ★★

1) アフタ性口内炎

- ・口内炎とは口腔に比較的広範囲に生じる粘膜炎のこと.
- ・アフタとは表面がフィブリンに覆われ灰白色を示し, 周囲に発赤 (紅暈(うん)) を示す有痛性の小潰瘍のこと.
- ・アフタ性口内炎はアフタが複数生じ粘膜炎を伴ったもの.
- ・一般的にアフタは原因が明らかなもの (ベーチェット病) と原因不明のもの (再発性アフタ) がある.

2) 褥創性潰瘍

- ・機械的刺激により形成された潰瘍 (例：Riga-Fede〈リガ・フェーデ〉病).
- ・原因を除去すれば自然治癒する.

3) 癌性潰瘍

- ・癌性潰瘍は, 噴火口状で, 表面は出血し, 周囲は堤防状を呈している.
- ・この堤防は硬い (硬結) のが特徴.
- ・通常, 褥瘡性潰瘍は2週間程度で治癒傾向を示すが, 癌性潰瘍は治癒しない. CP

2 水疱を主徴とする疾患 ★★★

- ・水疱を主徴とする疾患には, ウイルス感染と自己免疫疾患がある.
- ・皮膚に症状を呈するウイルス性疾患の特徴は, 主に粘膜上皮内に小水疱を形成し, 水疱が破れるとびらんとなる.
- ・通常は自然治癒する.

1) ウイルス感染症

(1) 口唇疱疹 (口唇ヘルペス)

- ・HSV-1 (単純ヘルペスウイルス1型) の感染を原因とする.
- ・全身状態の低下 (風邪, 生理など) で口唇周囲に小水疱が形成される.
- ・20〜30歳代の女性に好発する.

(2) 疱疹性口内炎 (ヘルペス性口内炎)

- ・HSV-1の感染を原因とし, 6歳以下の小児に好発する.
- ・口腔内に小水疱が形成される.

(3) 帯状疱疹

- ・水痘・帯状疱疹ウイルスの感染を原因とする.
- ・小児期の水痘の感染後, ウイルスが神経節に潜伏する.
- ・三叉神経第2・3枝支配領域に一致して小水疱を形成する.

・神経の<u>知覚</u>麻痺や<u>運動</u>麻痺を起こす.

・全身状態の<u>低下</u>が誘引となるが，口唇疱疹より頻度は少ない.

(4) その他小児に発症するウイルス性疾患

・<u>ヘルパンギーナ</u>，<u>手足口病</u>，<u>麻疹</u>など.

2) 自己免疫疾患

(1) 尋常性天疱瘡

・中年女性に多い.

・大型水疱を形成する.

・上皮内に水疱を形成する.

・この水疱は口腔が初発症状となることがある.

・水疱は容易に破裂し，びらんを形成する.

(2) 類天疱瘡

・中年女性の歯肉に好発する.

・上皮下に水泡を形成する.

・天疱瘡より水疱が壊れにくい.

・尋常性天疱瘡より予後がよい.

(3) 紅斑・びらんを主徴とする疾患

・紅板症や多形滲出性紅斑がある.

Check Point

癌性潰瘍と褥瘡性潰瘍の違いは？

3 原因不明の口腔粘膜疾患 ★

1）ベーチェット病
- ・自己免疫的な機序が指摘されている.
- ・症状：再発性アフタ，皮膚の結節性紅斑，虹彩毛様体炎，外陰部潰瘍

2）白斑を主とする口腔粘膜疾患
- ・病理学的に角化の亢進を示す白板症と（口腔）扁平苔癬.
- ・口腔カンジダ症も白斑を呈するが，扁平苔癬や白板症との違いは，白斑が容易に剝離しびらんとなる点である.

(1) 扁平苔癬（へんぺいたいせん）
- ・金属アレルギーや女性ホルモンなどの関与が指摘されている.
- ・中年女性の両側頬粘膜に白色のレース様模様が好発する.
- ・ステロイド軟膏の治療が奏効する.
- ・口腔潜在的悪性疾患である. CP

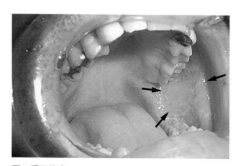

図　扁平苔癬

(2) 白板症
- ・擦過しても容易にはがれない板状の口腔粘膜疾患.
- ・口腔潜在的悪性疾患である. CP
- ・単なる角化の亢進した病変から扁平上皮癌まで含む場合がある.
- ・治療は経過観察や外科的切除が行われる.

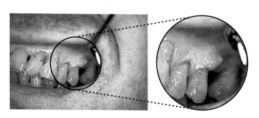

図　白板症

(3) 口腔カンジダ症

- 常在菌である *Candida albicans* (真菌) による感染症.
- 全身状態の低下に伴い発症し (後天性免疫不全症候群の初発症状となることがある), 日和見感染症として重要.
- 白い苔状の偽膜を形成する.
- 抗真菌薬 (アムホテリシンB・ミコナゾール) が有効である.

4 色素沈着　★

- メラニン産生細胞によるメラニン色素による茶褐色から黒褐色の色素沈着 (色素性母斑, メラニン色素沈着症) や金属などの異物による黒色の色素沈着 (いわゆるアマルガム入れ墨) などがある.

1) 色素性母斑

- いわゆる黒子 (ほくろ) である.
- 口腔粘膜にはメラニン産生細胞が存在しており, 黒子を形成することがある.

2) メラニン色素の沈着を示す症候群

- Peutz-Jeghers〈ポイツ・ジェガース〉症候群
- McCune-Albright〈マッキューン・オルブライト〉症候群
- Gardner〈ガードナー〉症候群 など.

5 口腔乾燥　★★

1) 口腔乾燥の原因

- Sjögren〈シェーグレン〉症候群, 心因性疾患, 薬剤の副作用, 放射線治療後など

2) 症状

- 口腔粘膜の萎縮, 溝状舌, 咀嚼機能低下など

3) 合併症

- う蝕の増加, 口臭など

4) 治療

- 乾燥に対する対処療法→保湿剤, 唾液腺マッサージなど
- 内服薬 (ピロカルピン塩酸塩)

Check Point

口腔潜在的悪性疾患に含まれる粘膜疾患は?

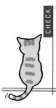
03 顎骨とその周囲の炎症性疾患の種類

1 顎骨骨髄炎 ★★

概念	・顎骨に生じる炎症は主として歯性感染を原因としている. ・歯性感染のうち歯周炎，根尖性歯周炎，智歯周囲炎が波及して歯槽骨周囲に歯槽骨炎を引き起こす. ・歯槽骨より深部の骨髄にまで炎症が波及すると骨髄炎が生じる. ・瘻孔が形成されると症状が軽減し慢性化する.
部位	・下顎が多く，重篤化しやすい. ・上顎では皮質骨が薄いので症状は軽い.
症状	・自発痛，打診痛，オトガイ神経知覚麻痺 (ワンサン徴候)，隣在歯の打診痛 (弓倉反応)，高熱，リンパ節腫脹などが急性期に生じる. ・慢性期では症状は軽くなり，腐骨が形成される.
病理	・著明な炎症性水腫，好中球浸潤，膿瘍形成 (化膿性炎)
治療	・原因歯の抜歯，抗菌薬の投与，皮質骨除去，腐骨除去術 (腐骨：炎症が原因で壊死した骨のこと)

2 瘻孔（ろうこう） ★★

・化膿性炎は最終的に膿瘍を形成し，内歯瘻や外歯瘻により顎骨外に排膿する.
・排膿の経路を瘻管といい，排出口を瘻孔という.

1）内歯瘻
・瘻孔が口腔内に認めるもの.

2）外歯瘻
・瘻孔が口腔外に認めるもの.
（例：顔面，鼻翼部，オトガイ部など）

3 ドライソケット ★★

・何らかの原因で抜歯窩に血餅が形成されなかった状態を示す.

1）原因
含嗽による血餅の脱落，抜歯窩が大きい場合，局所麻酔の過剰使用.

2）症状
・疼痛

3）治療
・再掻爬，保護床の製作，抗菌薬の投与.

4 薬物関連骨壊死　★★

・骨粗鬆症薬の治療薬で癌の骨転移を抑制する<u>ビスホスホネート</u>の服用患者で，重篤な骨髄炎が生じ，顎骨壊死（腐骨）となることがある．
・特に下顎に多く，発症する．

5 智歯周囲炎　★★★

・<u>智歯周囲炎</u>は，水平埋伏歯などで歯と歯肉に盲嚢ができ，細菌感染が起こりやすくなることで生じる智歯周囲の粘膜炎．
・完全埋伏歯では生じない．半埋伏の状態で生じることが多い．
・通常は慢性で経過しているが，急性転化すると症状が強くなる．
・また，放置すると骨髄炎の原因となる．

1）症状

・疼痛，局所の腫脹，所属リンパ節の腫脹，排膿，開口障害（筋へ炎症が波及した場合），嚥下障害など．

2）治療

・局所の清掃や抗菌薬の投与後，炎症が消退した後に抜歯．

6 歯性上顎洞炎　★

・上顎臼歯の根尖病巣などの歯性感染症が上顎洞に波及して，洞粘膜に炎症を起こしたものを<u>歯性上顎洞炎</u>という．
・I型アレルギーを原因としたアレルギー性上顎洞炎もある．

1）症状

・患側臼歯部の疼痛・歯肉境移行部の腫脹，鼻閉，後鼻漏など．

2）治療

・抗菌薬投与，原因歯の処置，上顎洞の洗浄など．

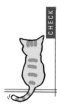

04 囊胞

1 囊胞の分類 ★★

(1) **歯原性囊胞**：歯胚成分（歯原性上皮）に関連した顎骨内にできる囊胞.
(2) **非歯原性囊胞**：歯胚と関連しない囊胞で，顎骨内に発生するものと軟組織に発生するものがある.

歯原性囊胞	
歯根囊胞	・<u>失活歯</u>の根尖部に炎症を原因として発生. ・<u>打診痛</u>を認めることがある. ・囊胞の増大により骨壁が薄くなり，羊皮紙様感を認める. ・エックス線では類円形の透過像を呈する. ・<u>コレステリン</u>結晶を含む漿液性の内容液. 　あるいは，二次感染で膿性. ・囊胞が小さいときは根管治療. 大きいときは<u>囊胞摘出術</u>と同時に原因歯は抜歯か歯根端切除術を行う.
含歯性囊胞	・埋伏歯歯冠を含む囊胞を含歯性囊胞という. ・下顎<u>智歯</u>に好発. 上顎<u>犬歯</u>に発生することもある. ・治療は摘出. 歯については萌出誘導することもある.
非歯原性囊胞	
【顎骨内に発生する囊胞】	
鼻口蓋管囊胞	・上顎正中部に好発.
術後性上顎囊胞	・上顎洞内に好発. ・上顎頬部の腫脹や鼻閉がみられる. ・副鼻腔炎（<u>蓄膿症</u>）の術後5～20年経って発生する. ・茶褐色の内容液を含む.
【軟組織に発生する囊胞】	
類皮囊胞	・口腔底に好発. ・囊胞空内には角化物質が充満している.
鼻歯槽囊胞	・鼻翼部に発生する.
粘液囊胞	（p.110参照）

囊胞とは病的な空洞のことだよ. 膿胞は膿の袋のことで意味が異なるよ.

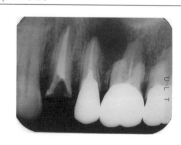

図　歯根囊胞

05 腫瘍

1 腫瘍の分類 ★

1) 歯原性腫瘍
・歯胚の成分と関連した腫瘍 (エナメル上皮腫・歯牙腫など).

2) 非歯原性腫瘍
・歯原性腫瘍以外のすべての腫瘍.
・粘膜に発生する腫瘍, 唾液腺腫瘍 (p.110参照) が含まれる.

2 顎骨内に発生する腫瘍 ★★

・顎骨内に発生する腫瘍はほとんどが歯原性腫瘍.
・歯原性腫瘍にはエナメル上皮腫, 歯牙腫, セメント芽細胞腫などがある.

1) エナメル上皮腫の特徴
・顎骨内に発生. 特に下顎角部に多い.
・若い世代 (10～30歳代) に多い.
・経過が長い (年の単位).
・エナメル上皮腫は再発しやすい.
・エナメル上皮腫の治療は切除や摘出開窓.
・エナメル上皮腫のエックス線所見は多房性あるいは単房性の境界明瞭な透過像を呈する.

3 口腔粘膜に発生する腫瘍 (非歯原性腫瘍) ★★★

・粘膜上皮から発生する上皮性腫瘍と, 粘膜上皮の下の結合組織などから発生する非上皮性腫瘍がある (『直前マスター①基礎科目』病理学参照).

1) 良性腫瘍
(1) 上皮性
①乳頭腫
・表面白色で乳頭状を呈する.
・重層扁平上皮の増殖を認め角化亢進している.
(2) 非上皮性 CP①
①線維腫：線維性結合組織の増殖を主体する腫瘍. 口腔内にドーム状の隆起性病変をつくることが多い.
②骨 腫：緻密骨腫と海綿骨腫がある.
③血管腫：口唇, 舌, 頰粘膜などに好発する. 血液を充満させており, 圧迫すると貧血により白色になる.
④脂肪腫：頰粘膜に好発する. 黄白色の隆起性の病変. 脂肪細胞が増殖している.

2) 悪性腫瘍

[口腔扁平上皮癌]（上皮性悪性腫瘍＝癌腫） `CP②`

- 舌側縁に最も多く，次いで歯肉に好発する
  （舌癌＞下顎歯肉癌）．
- 50歳代以降の男性に多い．
- 潰瘍を形成することが多く，その周囲には硬結が触れる
  （癌性潰瘍）．
- 顎下リンパ節に転移しやすい（リンパ行性転移）．
- 肺に転移しやすい（血行性転移）．
- 治療法は主に外科的切除だが，抗癌剤や放射線治療も有効．
- 口腔潜在的悪性疾患から移行してくることがある．

悪性腫瘍は，扁平上皮癌が最も多いよ．その特徴を覚えるにゃ．

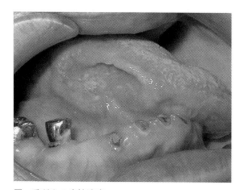

図　舌がんの癌性潰瘍

4 口腔潜在的悪性疾患の種類　★★★

- 口腔潜在的悪性疾患とは，従来あった「前癌病変」と「前癌状態」を包含した概念で，口腔における口腔扁平上皮癌の発生リスクを有する状態を示す．
- 紅板症は白板症より癌化率が高い．

前癌病変	前癌状態
・白板症 ・紅板症	・扁平苔癬 ・梅毒 ・Plummer-Vinson症候群 ・粘膜下線維腫 ・全身性エリテマトーデス〈SLE〉 ・色素性乾皮症 ・萎縮性表皮水疱症

5 腫瘍類似疾患　★★

・腫瘍ではないが，増殖性の病変で腫瘍に経過が似る病変を腫瘍類似疾患という．
・代表例としては，エプーリス，義歯性線維腫などがある．

1）エプーリス

（1）特徴

・歯肉に発生し，有茎性に発育する．
・潰瘍などの形成はない．
・歯根膜，歯槽骨膜，歯肉線維に由来する．

（2）治療

・原因歯を含めた切除が必要．再発することもある．

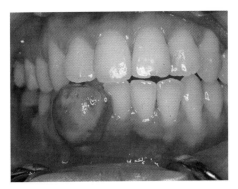

図　エプーリス

Check Point

　① 非上皮性腫瘍には何がある？
　② 口腔扁平上皮癌の特徴は？

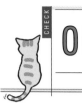

06 顎関節の病変と顎骨の骨折

1 顎関節症 ★★★

原因	・不正咬合, 異常習癖, ストレス, 外傷など
症状	・咀嚼筋の疼痛：咀嚼筋障害を認める. ・顎関節の疼痛：外傷などにより, 関節包, 靱帯・滑膜に炎症を認める. ・関節雑音 (クリック音)・開口障害 (開口時)：関節円板の障害を認める. ・開口障害 (前方運動障害)：下顎頭・下顎窩の骨増生あるいは吸収性変化. ・関節円板前方転位 ・顎運動異常 ・両側性に認めることあり.
治療	・原因の除去, スプリント療法

2 顎関節脱臼 ★★

原因	・あくび, 大開口
症状	・顔が一見長くなる (下顎前突). ・口が閉じなくなる (閉口不能). ・耳珠前部での陥凹, 頬骨弓下部の隆起. ・両側だけでなく片側の場合もある. ・片側脱臼の場合は健側に変位. 閉口不能で流涎が起こる.
治療	・ヒポクラテス法 (手で整復) した後にオトガイ帽装置で固定と安静をはかる.

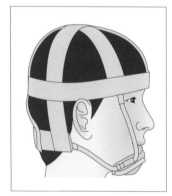

図　オトガイ帽装置

3 顎骨の骨折 ★★

特徴	・交通事故が最も多い. ・男性に圧倒的に多い. ・事故の場合は外力による骨折であるが, 炎症・腫瘍・囊胞などの進展により骨が薄くなり病的骨折をすることもある. 下顎骨に多い.
好発部位	・上顎骨では歯槽突起基底部の骨折が多い. ・上顎は横方向への骨折が生じる. この横型骨折をル・フォー型骨折といい, Ⅰ・Ⅱ・Ⅲ型に分類される. ・下顎骨では下顎角部, 関接突起, オトガイ孔部骨折が多い.
症状	・上顎骨骨折の症状：鼻出血, 鼻閉, 眼球変位, 複視など. ・下顎骨骨折の症状：咬合異常, 骨片の変位, 異常可動性, 開閉口障害, 流涎など.
治療	・整復した後に固定を行う. ・整復に先立ち, 連続歯牙結紮や線副子をつける. ・顎間固定 (4〜6週間)：金属線 (非観血的固定), プレート使用 (観血的固定)

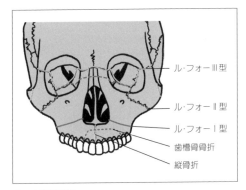

ル・フォーⅢ型
ル・フォーⅡ型
ル・フォーⅠ型
歯槽骨骨折
縦骨折

図　上顎骨骨折

4 顎骨の骨折の種類 ★★

(1) **直達骨折**：外力が作用した部位の骨折.
(2) **介達骨折**：外力で受けた部位より遠隔部位に生じる骨折.
　　例) 下顎正中部に外力→下顎頸部
(3) **単純骨折**：骨の露出がない場合.
(4) **複雑骨折**：骨折部の軟組織の損傷と骨折部が露出した場合.

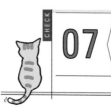

CHECK 07 唾液腺疾患の種類と特徴

1 唾液腺疾患　★

炎症性疾患	
唾液腺炎	・導管を通じて細菌感染により生じる. ・好発部位は, 耳下腺が多く, 次いで顎下腺である. ・急性炎の場合には腺体の有痛性腫脹が認められる. ・治療は抗菌薬の全身投与が行われる. ・耳下腺の場合, 増悪すると開口障害が認められることがある. ・慢性炎症による唾液腺の破壊は, 唾石や自己免疫疾患 (シェーグレン症候群) が原因であることが多い.
流行性耳下腺炎 (おたふく風邪)	・ムンプスウイルスによる感染症で唾液が媒介する. ・小児に好発する. ・耳下腺の腫脹は両側性で有痛性である. 耳下腺以外の睾丸, 卵巣, 膵臓, 甲状腺などの臓器にも炎症を生じる.
唾石症	**大唾液腺のうち顎下腺に好発する.**
	・唾液の分泌と関連して疼痛を認める (唾疝痛). ・顎下腺に認める唾石は咬合法によるエックス線検査が有効. ・触診 (双指診) でも硬固物として触知する. ・治療は管内唾石は口腔内より摘出され, 腺体内唾石では唾液腺体ごとに摘出される.
嚢胞性病変	
粘液嚢胞	・導管の損傷などにより唾液が溢出したために起こる貯留嚢胞の1つである. ・小唾液腺では下唇に好発する. ・舌下面に生じた粘液嚢胞をブランダンヌーン嚢胞とよぶ. ・大唾液腺では舌下腺に好発し, ガマ腫とよばれる. ・病理学的に肉芽組織と線維性組織からなる嚢胞壁を認める. ・小唾液腺の粘液嚢胞は嚢胞本体と関連する小唾液腺を摘出する. ・ガマ腫は開窓療法が主である.
唾液腺腫瘍	**主に大唾液腺では耳下腺, 小唾液腺では口蓋腺に好発する. 中年以降の女性に多い.**
多形腺腫	・良性腫瘍. ・唾液腺に最も多い. ・中年女性の耳下腺や口蓋腺に好発する. ・外科的に摘出が行われるが, 取り残すと再発する.
腺様嚢胞癌	・悪性腫瘍 ・顎下腺や口蓋腺に好発する. ・外科的切除が優先される. ・一般的に経過は長く, 5年生存率はよいが, 10年生存率の長期予後は不良である. ・神経性の疼痛がある.

CP①

2 唾液腺疾患② ─Sjögren〈シェーグレン〉症候群　★★

- 唾液腺や涙腺などが障害を受ける<u>自己免疫疾患</u>.　CP②
- <u>全身性エリテマトーデス</u>や<u>関節リウマチ</u>など，ほかの自己免疫疾患を伴うことも多い.
- 口腔では唾液の分泌低下により，<u>口腔乾燥</u>，粘膜の萎縮，唾液腺 (特に耳下腺) も無痛性の腫脹がみられる.
- ステロイドの投与が主体で，人工唾液や唾液腺マッサージなど対症療法も行われるが，治療に至るものは少ない.
- <u>口腔乾燥</u>，<u>乾燥性角結膜炎</u>や<u>多発性関節炎</u>などを併発する症候群である.
- 30～50歳代の<u>女性</u>に多い.

Check Point

① 唾液腺に最も好発する良性腫瘍は？
② 唾液腺の自己免疫疾患には何がある？

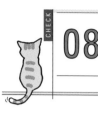

1 三叉神経痛 ★★★

(1) 特徴
- 中年女性に多い. 若い人にはほとんどない.
- 三叉神経領域に発作性，間歇的，電撃様疼痛が現れる.
- 知覚異常や運動障害はない.
- 就寝時には起こらない.
- 眼神経に少なく，上顎神経，下顎神経に多い. 単枝罹患が多い.
- 口唇・口角・鼻翼などの特定の部位に刺激が加わると突然激痛が起こる. この部位をパトリックの発痛帯という.
- 三叉神経が骨孔 (眼窩上孔・眼窩下孔・オトガイ孔) から出る部位を圧迫すると，疼痛が起こる (バレーの圧痛点). CP
- 片側性にみられる.

(2) 治療
- 薬物療法では抗痙攣薬カルバマゼピン，理学療法，神経ブロックなどが行われる.

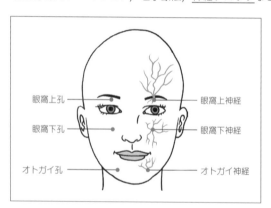

眼窩上孔 ──── 眼窩上神経
眼窩下孔 ──── 眼窩下神経
オトガイ孔 ──── オトガイ神経

図　バレーの圧痛点

2 顔面神経麻痺　★★★

・顔面神経は顔面表情筋の運動，味覚・唾液分泌，涙腺分泌機能がある．
・障害の部位により中枢性と末梢性がある．

1) 末梢性顔面神経麻痺

(1) 特徴

・片側性に生じる（異常が起きた側の神経支配領域に障害が生じる）．
・表情筋の運動異常：前額部のしわの形成困難，麻痺性兎眼（目が閉じなくなり，無理に閉じようとする白目がむき出しになる：ベルの麻痺），鼻唇溝の消失，人中の健側変位．
・味覚異常，聴覚異常，唾液や涙液の分泌障害，軟口蓋麻痺

(2) 治療

・ウイルスが原因の場合があり，その場合は抗ウイルス薬，星状神経節ブロックなどが有効である．

2) 中枢性顔面神経麻痺

・中枢性では中枢で障害された神経の反対側の下顔面筋に麻痺が出現する．
・前額部は両側性の顔面神経の支配を受けているため，前額部のしわの形成は可能（中枢性と末梢性の鑑別要点）．

3 オーラルディスキネジア　★

・運動障害や運動異常のことで，口腔に生じたものをいう．
・無意識で行われる咀嚼運動，舌の出し入れ，口唇の吸引などの運動をいう．

4 舌痛症　★

(1) 特徴

・舌痛症は歯科心身症の1つ．
・舌に特に病変を認めないにもかかわらず（器質的変化がない），軽い疼痛を主症状とする．
・中年女性に多い．

(2) 治療

・鎮痛薬はあまり効果がないことが多く，抗不安薬によるコントロールを行う．
・その他行動療法なども行う．

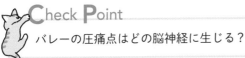

Check Point

バレーの圧痛点はどの脳神経に生じる？

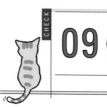

血液疾患

1 貧血 ★

- 血液中の赤血球数または血色素量が正常より減少した状態.
- ビタミンB₁₂や葉酸の不足による巨赤芽球性貧血では舌乳頭が萎縮する<u>ハンター舌炎</u>, 鉄の不足による鉄欠乏性<u>貧血</u>でも舌炎を生じる.

2 白血病 ★

- <u>白血球</u>を中心とした血液の癌といわれる病変で, 病的な幼若白血球が増加する.
- 癌化した血球が血管内を循環するが, 末梢に浸潤し, <u>歯肉腫脹</u>や<u>歯肉出血</u>を認めることがある.
- 正常な白血球が減少し, <u>貧血</u>や<u>出血傾向</u>も認められる.

3 血友病 ★

- <u>伴性劣性遺伝</u>による疾患.
- <u>男性</u>に発症する.
- 血液凝固異常による<u>出血</u>傾向が認められる.

4 特発性血小板減少性紫斑病 ★

- 主として血小板の減少による出血傾向を認める疾患.
- 皮下に点状あるいは斑状の出血斑が認められる.
- 自己免疫疾患の合併を認めることがある.

5 播種性血管内凝固亢進症候群〈DIC〉 ★

- 全身の血管内に微小血栓を形成し, 出血傾向を示す病態のこと.

6 後天性免疫不全症候群〈AIDS〉 ★★★

- <u>HIV</u>〈ヒト免疫不全ウイルス〉のヘルパーT細胞への感染により, 細胞性免疫が低下し, さまざまな症状を呈する疾患. 主として血液を介して感染する.
- **(1) 口腔症状**:口腔カンジダ症, ヘルペス, 毛状白板症, カポジ肉腫などがみられる.
- **(2) 全身症状**:免疫不全, カリニ肺炎, 日和見感染, 悪性腫瘍, 認知症などがある.

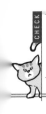

10 口腔外科治療①─抜歯

1 抜歯の術式 ★★★ CP

①消毒
②麻酔
③歯周靱帯の断裂
④患歯の脱臼
⑤抜去
⑥搔爬
⑦止血
⑧患者への説明

2 普通抜歯の準備 ★★★

麻酔器具，メス，抜歯挺子〈ヘーベル〉，抜歯鉗子，鋭匙，止血ガーゼ

3 難抜歯の準備 ★★★

上記器具に加え，骨膜剝離子，骨処理用器具(骨ノミ・マレット・エンジン・バーなど)と縫合用器具(持針器・縫合針・縫合糸)が必要となる.

4 抜歯鉗子 ★★★

1)構造
・嘴部・把持部・関節部よりなる.
・嘴部は歯を捕らえる部位で，抜歯する歯冠の構造にあわせて形態が異なる.
・関節部も抜歯する歯の部位により異なる.

2)種類
・下顎用は二重屈曲の鉗子はない.
(1) **上顎前歯部**：嘴部と把持部が一直線になっている.
(2) **上顎小臼歯部**：二重屈曲.
(3) **上顎大臼歯部**：二重屈曲. 嘴部は小臼歯より広く，頬側に突起があるものもある. 左用と右用があるものもある.
(4) **下顎前歯部用**：嘴部はほぼ直角に屈曲. 幅は最も小さい.
(5) **下顎小臼歯用**：嘴部は前歯部用より鈍角.
(6) **下顎大臼歯用**：嘴部はほぼ直角に屈曲. 頬舌側に突起があるのもある. 左右兼用.

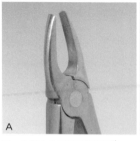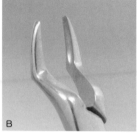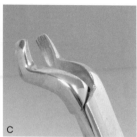

図 上顎永久歯用抜歯鉗子[6]
A：上顎前歯用，B：上顎小臼歯用，C：上顎大臼歯用

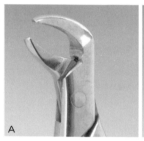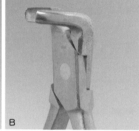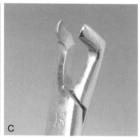

図 下顎永久歯用抜歯鉗子[6]
A：下顎前歯用，B：下顎小臼歯用，C：下顎大臼歯用

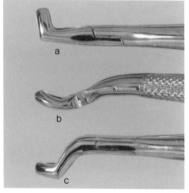

図 永久歯大臼歯用抜歯鉗子の形状（側面観）[6]
a：下顎大臼歯用，b：上下顎大臼歯専用，
c：上顎大臼歯用

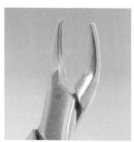

図 前歯残根用鉗子（上下顎兼用）[6]

5 抜歯後の注意と患者への説明　★★★

- ・15分くらいは圧迫止血をし，止血を確認してから帰す．
- ・入浴・飲酒・激しい運動は避けるように注意する．血圧が上がり，出血の原因となる．
- ・知覚が麻痺しているので，食事は麻酔が切れてからするように指導する．
- ・強いうがいは避けるように注意する．血餅が取れる可能性がある．
- ・麻酔後には疼痛が出るが，1日程度で改善することを伝える．
- ・痛みを感じるときには鎮痛薬を服用してもよいことを伝える．
- ・消毒と経過観察のため翌日に来院させる．

6 抜歯に伴う偶発症　★★

1）抜歯中の偶発症
- ・大量出血（下顎管の損傷により生じる）
- ・隣接組織の損傷（軟組織の断裂，歯槽骨骨折）
- ・上顎洞への穿孔（上顎大臼歯に多い）
- ・顎関節の脱臼
- ・歯の迷入（上顎洞への根尖部の圧入，口腔底への迷入など）
- ・抜去歯の誤飲

2）抜歯後・術後の合併症
- ・術後出血
- ・ドライソケット（血餅の脱落）
- ・神経麻痺
- ・術後感染

7 抜歯窩の治癒過程　★

- ・治癒過程は4期に分けられる．
    - ①血餅期（抜歯直後～5日）
    - ②肉芽期（抜歯後5～20日）
    - ③仮骨期（抜歯後40～60日）
    - ④治癒期：抜歯後（2～3カ月）
- ・被覆上皮の修復は肉芽期に生じる．
- ・骨の再生は治癒期で終了する．

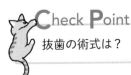

Check Point

抜歯の術式は？

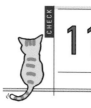

11 口腔外科治療②—嚢胞摘出手術

1 嚢胞摘出手術　★★

・嚢胞の治療は，嚢胞壁を除去する摘出術が適応される.
・軟組織嚢胞と顎骨内嚢胞では，使用する器具が異なる.
・顎内の嚢胞の場合は骨内なので，骨に対するアプローチに<u>骨ノミ</u>，<u>骨メス</u>，<u>骨膜剝離子</u>，<u>マレット</u>，<u>破骨鉗子</u>などが必要になる.

1）パルチェ第Ⅰ法（開窓と摘出を行う）
・嚢胞全体の摘出を行わず，開窓を行う方法で，大きな嚢胞に適応する.
・粘膜と嚢胞壁縁を縫合する.
・ガマ腫・含歯性嚢胞に適応.

2）パルチェ第Ⅱ法（摘出を行う）
・嚢胞を摘出する方法.
・小さな嚢胞に適応.

12 周術期の口腔健康管理

1 周術期とは ★

・手術の前後の期間を示し，術前・術中・術後を含む用語である.

2 周術期等口腔機能管理 ★

1）目的

・手術の前後において医科と歯科の連携に基づき，計画的に歯科が介入し，手術の治療効果や患者QOLの向上，入院日数の短縮を期待して行う.

・周術期等口腔機能管理は，歯科治療（挿管に阻害となる動揺歯の抜歯など）と口腔衛生管理（歯石除去・ブラッシング指導などの専門的口腔ケア）などが行われる.

2）対象となる患者

(1) がん等に係る手術を受ける患者

(2) 放射線治療または化学療法を受ける患者

(3) 緩和ケアを受ける患者

3）医科歯科連携

・とくに化学療法においては，口腔粘膜炎も重篤になる傾向にあるため，疼痛に対する支持療法が必要となる.

・チーム医療の導入，急性期病院と地域の歯科医療機関との連携体制が求められる.

有害事象共通用語規準（CTCAE）v.5による口腔粘膜炎の重症度評価

CTCAE v.5.0 Term	CTCAE v.5.0 Term 日本語	Grade				
		1	2	3	4	5
Mucositis	口腔粘膜炎	症状がない，または軽度の症状；治療を要さない	経口摂取に支障がない中等度の疼痛または潰瘍；食事の変更を要する	高度の疼痛；経口摂取に支障がある	生命を脅かす；緊急処置を要する	死亡

（有害事象共通用語規準v5.0日本語訳JCOG版より改変）

13 歯科麻酔

・歯科においては，<u>局所</u>麻酔は高頻度で実施される．
・歯科診療所の一部では精神鎮静法を行っているが，<u>全身</u>麻酔が行われることはない．

1 局所麻酔 ★★

1）局所麻酔法

（1）表面麻酔
・粘膜表面に局所麻酔薬を作用させる．
・表面を乾燥させた後に塗布する．
・注射針の刺入部位の疼痛緩和に用いるが，完全に疼痛を除去することはできない．

（2）浸潤麻酔
・局所麻酔薬を組織内に注射により浸潤させて局所の麻酔効果を得る．
・下顎舌側や炎症部位には行わない．

（3）伝達麻酔
・局所麻酔より広範囲に麻酔効果を得るために行う．
・主に下顎孔や眼窩下孔などに麻酔薬を注入し，末梢領域を麻痺させる．
・浸潤麻酔より偶発症が<u>多い</u>．

2）局所麻酔薬と添加剤
・主に<u>リドカイン塩酸塩</u>を用いることが多い．
・血管収縮薬として<u>アドレナリン</u>が添加されている． CP

（1）血管収縮薬を用いる利点
・効果の増強，持続時間の延長が図られることから，麻酔薬の量を減らすことができ，麻酔中毒の予防にもつながる．

3）局所麻酔に伴う偶発症
・注射針の破折・迷入
・麻酔後の口傷
・神経麻痺の持続
・麻酔部位の感染
・<u>キューンの貧血帯</u>（眼窩下孔，上顎結節，大口蓋孔などの伝達麻酔の際，合併症として顔面に出現する境界明瞭な貧血帯のこと．通常十分～数十分で消失する）

2 精神鎮静法　★★

1）笑気吸入鎮静法
- 低濃度<u>亜酸化窒素</u>〈笑気〉(15〜30%) を<u>酸素</u>(70〜85%) とともに鼻マスクにより吸入させることで鎮静効果を得る方法.
- 一般歯科治療で不安や恐怖に対する精神的な緊張を軽減できる.
- 意識があり, 意思の疎通が可能である.
- 鼻マスクを使うので, 鼻閉のある患者は禁忌となる.

2）静脈内鎮静法
- 静脈に麻酔薬や抗不安薬を単独あるいは併用して注入する鎮静法.
- 強い鎮静効果を必要とする患者に用いる.
- 笑気吸入鎮静法より効果は確実である.
- 処置の過程をほとんど記憶していないことが多い.
- 帰宅基準は, 循環動態や呼吸に異状がないことを確認し, 自立歩行に問題ない場合となる.

3 全身麻酔法　★

- 全身麻酔は脳を含めた全身を麻酔するため意識が消失する.
- <u>鎮静</u>(意識消失), 筋弛緩, <u>鎮痛</u>, 有害な<u>自律神経</u>反射の抑制があげられる.
- あらゆる部位の手術ができる.
- 高度な全身管理が必要である.

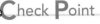

Check Point
局所麻酔に添加されている血管収縮薬は？

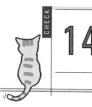
14 全身管理とモニタリング

1 経皮的動脈血酸素飽和度〈SpO₂：suturation puls oxygen〉 ★★★

・皮膚にセンサーを当てることで動脈血の酸素飽和度を測定できる.
・測定器のことをパルスオキシメータという.
・酸素飽和度の正常値は, 96〜99%である.
・酸素飽和度が低下すると低酸素状態を示す.
・歯科では, 呼吸器疾患のある患者の印象採得時や浸潤麻酔, その他難抜歯やインプラント治療などの手術時間の長い時にモニタリングに利用する.

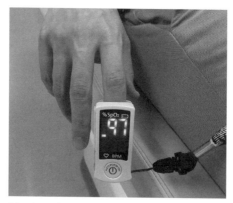

図　パルスオキシメータ

2 歯科治療時の全身的偶発症 ★★

1）血管迷走神経反射
（1）原因
・歯科治療に対する不安・恐怖心, 緊張などの精神的ストレスや痛み刺激により迷走神経緊張状態となり, 起こる.
（2）症状
・顔面蒼白, 嘔吐, 冷汗, 意識障害, 血圧低下, 徐脈
（3）処置：ただちに歯科治療を中止し, バイタルサインをチェックする.
①水平位にし, 両下肢を挙上する（ショック体位）.
②気道の確保を行う.
③酸素吸入を行う.

2) 過換気症候群

(1) 原因
・何らかの原因で呼吸を必要以上に行うことがきっかけとなり呼吸性アルカローシスとなり，発症する.
・若い世代で几帳面な人に多い.

(2) 症状
・息苦しさ，呼吸が速くなる，胸部の圧迫感や痛み，動悸など.

(3) 処置
・紙袋で口と鼻を覆い，その中で呼吸をする．自分の呼気を再び吸気した結果，血液中の二酸化炭素濃度が上昇して症状が和らぐ（ペーパーバッグ法）．ただし，最近は推奨されていない.

3) アナフィラキシーショック

(1) 原因
・歯科では浸潤麻酔液などにより，I型アレルギーが急激に生じ，ショックを起こすことがある.

(2) 症状
・皮膚症状：じんましんやかゆみ，発赤などの「皮膚症状」は最初に起こることが多く80%〜90%にみられる.
・呼吸器症状：咳や喘鳴，息苦しさなど
・粘膜症状：目や唇の充血，腫れなど
・消化器症状：嘔吐や下痢など
・神経症状：血圧が低下して脳に十分な血液が回らなくなり，意識もうろうになる.
・処置：ショックが確認されたら直ちに救急車を呼ぶ．そして以下の対応を行う.
　　①バイタルサイン測定
　　②水平位
　　③酸素投与
　　④エピペンの注射
　　⑤AED〈自動体外式除細動器〉による蘇生

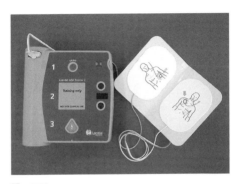

図　AED

6章

歯科矯正学

POINT

　出題範囲が狭く，似たような問題が繰り返し出題される傾向があります．

　矯正装置の種類と適応，矯正器具の種類と使用法がよく出題されます．

　視覚問題に解答できるように実物がどのようなものなのかも確実に覚えておきましょう．

　その他，歯の移動，Angleの不正咬合の分類なども重要な項目です．

　最近の傾向として，頭部エックス線規格写真の症例分析の問題が出題されているので，必ず学習しておきましょう．

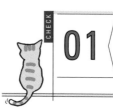

CHECK 01 正常咬合と不正咬合

1 正常咬合 ★

- ・中心咬合位において，上下顎の歯が解剖学的に正しいと思われる咬合状態にある場合をいう．
- ・上顎中切歯の切縁は下顎中切歯の唇面1/3を覆い，これと接触する．
- ・上顎第一大臼歯の近心舌側咬頭頂は下顎第一大臼歯の中央窩と接する．
- ・上顎第一小臼歯の頬側咬頭の三角隆線は，下顎第一小臼歯と第二小臼歯の歯間鼓形空隙と接触する．

2 正常咬合の種類 ★

(1) 仮想正常咬合

ヒトの歯がその機能を最大限に発揮できるような理想的な咬合形式のこと．

(2) 典型正常咬合

ある集団や民族に最も共通的な特徴をもつ正常咬合の形式のこと．

(3) 個性正常咬合

各個人によって歯の大きさや形態，植立状態が異なるため，それらを考慮したうえでの各個人にとって最善の咬合状態．矯正治療の目指す咬合である．

(4) 機能正常咬合

形態的に多少の欠陥があっても，機能的に異常が認められないような咬合である．

(5) 暦齢正常咬合

乳歯咬合，混合歯咬合を経て，永久歯咬合にいたる段階に応じての正常咬合．

3 歯の位置異常 ★★

- **(1) 転位**：歯列弓内の正常な位置から偏位している状態
- **(2) 傾斜**：歯の唇舌軸および近遠心軸に対して回転した状態
- **(3) 低位**：咬合線に達しない位置にあるもの
- **(4) 高位**：咬合線を越えた位置にあるもの
- **(5) 捻転**：歯の長軸に対して回転しているもの
- **(6) 移転**：本来の位置から著しく異なった位置に萌出している状態

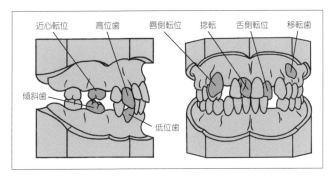

近心転位　高位歯　唇側転位　捻転　舌側転位　移転歯

傾斜歯

低位歯

図　歯の位置異常

4 不正咬合　★

・顎顔面，歯，歯周組織などがなんらかの要因によりその発育・形態・機能に異常をきたし，咬合が正常でなくなった状態のこと.

5 不正咬合の種類　★★★

(1) 上顎前突：上下顎前歯の前後的な位置関係の異常で，上顎前歯が下顎前歯より著しく前方に突出した不正咬合のこと.

(2) 下顎前突：上下顎前歯の咬合関係が反対になっている状態（反対咬合）.

(3) 開　　咬：上下顎の歯が数歯にわたって低位で咬合線に達せず，上下の歯の間に空隙があるような状態.

(4) 叢　　生：歯が数歯にわたり唇側（頰側），舌側と交互に転位して，隣接歯との接触関係に乱れが生じている状態で，前歯部に多くみられる.

(5) 切端咬合：上下顎歯列弓の前歯部が正常なオーバーバイトとオーバージェットをもたず，咬頭嵌合位において上下顎前歯が互いにその切縁で接する咬合状態.

(6) 過蓋咬合：前歯部の垂直関係の異常の1つで，正常被蓋を著しく越えて深く咬合するもの.

(7) 正中離開：上顎中切歯間にみられる空隙で，上顎中切歯の遠心転位による.

> オーバーバイト：垂直な被蓋
> オーバージェット：水平的な被蓋
>
> オーバーバイトが過度にプラス＝過蓋咬合
> オーバージェットが過度にプラス＝上顎前突
> オーバージェットがマイナス＝下顎前突
> オーバージェットが0＝切端咬合

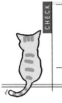

02 不正咬合の分類

1 Angle の不正咬合の分類 ★★★

・上顎第一大臼歯の位置を基準として，それと対咬する下顎第一大臼歯の咬合関係で3つの型に分類している.

・上顎第一大臼歯の近心頬側咬頭の三角隆線が，下顎第一大臼歯の頬側面溝に接しているものをI級とする.

・垂直的，側方的な位置関係は分類の対象とはならない.

> I級：上下歯列弓が正常な近遠心的関係にあるが，ほかに異常のあるもの.
>
> II級：下顎歯列弓が上顎歯列弓に対して正常よりも遠心にあるもので，1類と2類とに細分化される.
>
> 　1類：下顎遠心咬合で上顎前歯が前突しており，口呼吸を伴うもの.
>
> 　2類：下顎遠心咬合で正常な鼻呼吸を営むもの. CP①
>
> III級：下顎歯列弓が上顎歯列弓に対して正常より近心にあるもの.

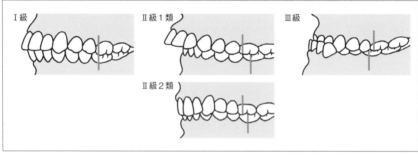

図 Angle の不正咬合の分類

2 不正咬合の原因 ★

(1) **先天的要因**：生まれる前の原因，遺伝，先天異常

(2) **後天的要因**：生後に加わるなんらかの原因による顎骨の異常な成長，外傷，口腔周囲の習癖

3 不正咬合の局所的原因　★★

(1) **歯数異常，形態異常**：先天欠如や矮小歯が存在する場合，<u>空隙歯列</u>となる．また，歯数が多い場合(過剰歯)や形態が大きい場合は<u>叢生</u>となる．
(2) **歯の早期喪失と晩期残存**：乳歯の早期喪失は隣在歯の傾斜や移動を招き，後継永久歯の萌出を障害する．また，乳歯の晩期残存は，後継永久歯の萌出位置異常を招く．

4 口腔習癖　★★

1) 拇指吸引癖
・拇指(親指)を吸う癖で，一般に上顎前歯が唇側傾斜し，下顎は後下方に押し下げられ<u>上顎前突</u>となる．
・上下顎前歯には垂直的な力が加わり，<u>開咬</u>になることがある．　CP②

2) 弄舌癖，舌突出癖
・上下顎前歯の間に舌尖を突き出す癖で，前歯部の<u>唇側傾斜</u>や<u>開咬</u>となる．

3) 吸唇癖
・主に下唇を吸う癖で，上顎前歯部の<u>唇側傾斜</u>や<u>下顎前歯の舌側傾斜</u>を起こす．

4) 咬爪癖
・爪をかむ癖で，<u>正中離開</u>や<u>叢生</u>の原因となることがある．

5) 鼻咽腔疾患，口呼吸
・口呼吸状態では口を開けているため，口輪筋の力が舌の力よりも弱く，前歯部は前突する．

6章

歯科矯正学

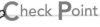

C**heck** P**oint**
① AngleⅡ級1類と2類の違いは何？
② 拇指吸引癖でみられる歯列不正は？

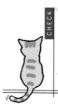

03 症例分析

1 平行模型と顎態模型 ★★

1) 平行模型

・基底面を<u>咬合平面</u>に平行にしたもので，歯や歯列の形態を観察するのに有効である．

[平行模型で分析する項目]

①上下顎歯列の前後的位置関係：上下顎第一大臼歯の前後的位置関係と前歯部オーバージェット

②上下顎歯列の垂直的位置関係：<u>オーバーバイト</u>

③上下顎歯列の左右的位置関係と対称性

④アーチレングスディスクレパンシー：歯の排列に利用できる歯列弓長（アベイラブルアーチレングス）から，歯の排列に必要な歯列弓長を引いた値で，永久歯が排列できるスペースの有無を表す．値がマイナスであれば<u>叢生</u>，プラスであれば<u>空隙</u>歯列弓となる．

⑤トゥースサイズレイシオ：上下顎永久歯の歯冠近遠心幅径の総和の比率である．

⑥狭窄歯列との関係

⑦Hellmanの歯齢

⑧口蓋の形態，深さ，小帯異常，咬耗，摩耗

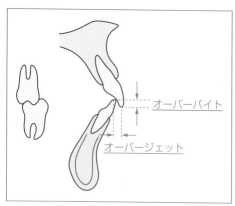

図　上下顎切歯部のオーバージェット（前後的被蓋の程度）とオーバーバイト（垂直的被蓋の程度）[7]

2）顎態模型

- FH平面（<u>フランクフルト</u>平面，眼耳平面），眼窩平面，正中矢状面の3平面を利用し，顔面頭蓋の三次元的評価が可能な模型である.
- 平行模型との違いは，咬合平面の傾斜が判断できることである.

3）セットアップ模型（予測模型）

- 治療目標に基づいて矯正歯科治療後の咬合状態をシミュレーションするために，平行模型上の個々の歯を切り離して再排列した模型.
- 抜歯の判断や歯の移動量などを検討するために用いる.

2 模型分析 ★

- 石膏模型上で<u>ノギス</u>などを用いて計測する.

(1) 歯の近遠心幅径の計測
　ノギスを使って歯冠の近遠心隣接面間の距離を計測する.

(2) 歯列弓長径・幅径の計測
　ノギスや専用の計測器を用いて歯列弓を計測する.

(3) 歯槽基底長径・幅径の計測
　ノギスや専用の計測器を用いて顎骨基底部を計測する.

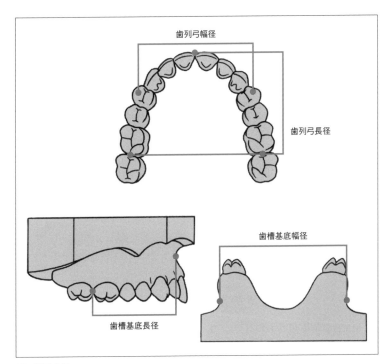

図　模型分析

3 頭部エックス線規格写真 (セファログラム) 分析　★★★

・頭部エックス線規格写真をトレースし，頭蓋を基準として歯や顎の位置関係を計測，分析する.

1) 計測点

・<u>N</u> (ナジオン)：前頭鼻骨縫合の最前点
・<u>S</u> (セラ)：蝶形骨トルコ鞍の壺状陰影像の中心点
・<u>Or</u> (オルビターレ)：左右の眼窩骨縁最下点の中点
・<u>Po</u> (ポリオン)：イヤーロッド陰影像の最上縁点，または骨外耳道の最上縁点
・<u>A</u> (A点)：ANSと上顎中切歯間歯槽突起最前先端点との間の正中矢状断面状の最深点
・<u>B</u> (B点)：下顎中切歯間歯槽突起最前先端点とPogとの間の最深点
・Pog (ポゴニオン)：下顎オトガイ隆起の最突出点
・Gn (グナチオン)：顔面平面と下顎下縁平面がなす角の二等分線とオトガイ隆起骨縁像との交点
・Me (メントン)：オトガイの正中断面像の最下点

2) 計測に必要な主要平面

・SN平面：SとNを結んだ平面
・FH平面 (フランクフルト平面，眼耳平面)：<u>Or</u>と<u>Po</u>を結んだ平面
・下顎下縁平面：Meを通り下顎下縁に接する平面

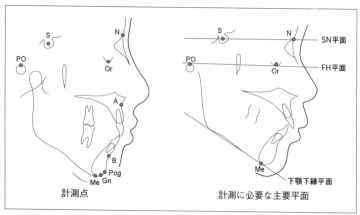

図　計測点と計測に必要な主要平面

4 セファログラム上での計測点の特徴　★★

(1) **正中に存在する (1つしかない)**：N，A点，B点，Pog，Gn，Me，S
(2) **左右に存在する (2つある)**：Po，Or

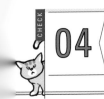

04 歯の移動と固定

1 固定の種類 ★

1）顎内固定
- 固定が移動する歯と同じ顎内に存在する場合をいう.
- 舌側弧線装置の補助弾線による歯の移動がその例である.

2）顎間固定
- 固定が移動する歯の対顎に存在する場合をいう.
- 多くの場合，上下顎間に顎間ゴムを用いる.

3）顎外固定
- 歯や顎骨に矯正力を加える場合に，その固定を口腔外に求める場合をいう.
- ヘッドギア，上顎前方牽引装置，チンキャップなどがその例である.

2 歯の移動と組織反応 ★★

- 歯に矯正力が加わると，歯根膜腔には圧縮される側と，牽引される側とが存在する（圧下では圧迫のみ，挺出では牽引のみ）.
- 圧縮される側を圧迫側，牽引される側を牽引側という. 圧迫側では歯槽骨の吸収が起こり，牽引側では歯槽骨の添加が起こる.

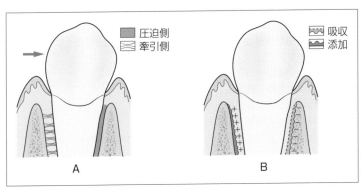

図 矯正力による歯の移動[7]
A：歯に矯正力（矢印）が加わると，歯根膜に圧迫側と牽引側が生じる.
B：圧迫側では骨吸収，牽引側では骨添加が生じて歯の移動が起きる.

6章

歯科矯正学

3 矯正力の作用時間　★

1）持続的な力
- ・次回調節するまで矯正力が保持される.
- ・ニッケルチタン線, 舌側弧線装置の補助弾線, コイルスプリング, エラスティックチェーン

2）断続的な力
- ・次回調節するまでに矯正力は減衰する (0 になる).
- ・急速拡大装置

3）間歇的な力
- ・使用中に矯正力がかかるときと, かからないときがある.
- ・アクチバトール, 咬合斜面板, ヘッドギア, チンキャップ, 上顎前方牽引装置

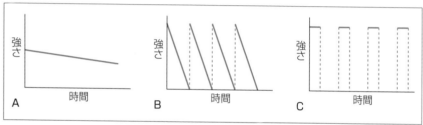

図　矯正力の作用時間
A：持続的な力, B：継続的な力, C：間欠的な力

4 歯の移動様式　★★

(1) 傾斜移動：歯軸が傾斜することで, 近遠心的傾斜移動と唇舌 (頰舌) 側的傾斜移動とがある.
(2) 歯体移動：歯全体が平行に移動すること.
(3) 回転：歯軸を中心位回転すること.
(4) 圧下：歯軸に沿って歯根方向へ移動すること.
(5) 挺出：歯軸に沿って歯冠方向に移動すること.
(6) トルク：歯冠部に唇舌的回転力を加えて歯根を主体に移動させること.

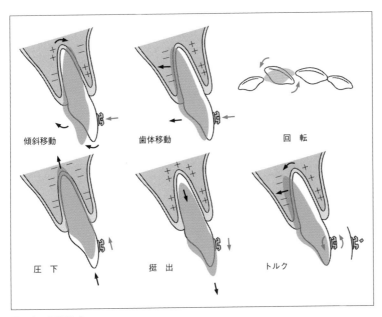

図　歯の移動様式

傾斜移動　歯体移動　回　転

圧　下　挺　出　トルク

5 矯正力と顎整形力　★★

1) 器械的矯正力
・矯正用金属線, ゴムなどの弾性および剛性による矯正力.
・<u>顎間ゴム</u>, <u>エラスティックチェーン</u>, <u>拡大ネジ</u>など.

2) 機能的矯正力
・咀嚼筋, 口唇, 頰などの口腔周囲筋の作用による矯正力.
・<u>アクチバトール</u>, <u>バイオネーター</u>, <u>フレンケル装置</u>, <u>リップバンパー</u>

3) 顎整形力
・顎骨の成長発育が旺盛な時期に, 顎骨の成長を人為的に促進または抑制させてコントロールし, 大きさのバランスを改善する目的で用いられる力.
　(1) 上顎前方成長の抑制：<u>ヘッドギア</u>
　(2) 上顎前方成長の促進：<u>上顎前方牽引装置</u>
　(3) 上顎骨の側方拡大：<u>急速側方拡大装置</u>
　(4) 下顎前下方成長の抑制：<u>オトガイ帽装置</u>

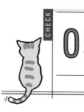

矯正装置

1 矯正装置の分類 ★★

1) 可撤式装置
・患者自身で着脱できる矯正装置.
・床矯正装置, 機能的矯正装置, 顎外固定装置など.

2) 固定式装置
・装置を歯に接着させるもので, 患者自身では着脱できない.
・舌側弧線装置, マルチブラケット装置, 急速側方拡大装置など.

2 矯正装置の種類 ★★★

1) 可撤式矯正装置
・レジン床を主体に, 鉤, 唇側誘導線で構成される可撤式矯正装置である.
(1) 咬合挙上板:上顎に装着される装置で, 閉口時に下顎前歯切縁と床の前方水平部とが接触し, 前歯が圧下する. 装着すると臼歯部は離開した状態となり, その結果, 臼歯は挺出する.
(2) 咬合斜面板:下顎を床の前方斜面に沿って近心移動させ, 下顎の前方成長を促進させる.

2) 固定式矯正装置
(1) 舌側弧線装置〈リンガルアーチ〉
・顎内固定装置の1つで, 主要部分が舌側に位置し, 補助弾線の作用で主に歯を傾斜移動させる.
・主線は直径0.9mmの丸形ワイヤーで, 直径0.5mmの補助弾線がろう着されている.
(2) マルチブラケット装置 (エッジワイズ装置, ベッグ装置)
・ブラケットを歯に接着させ, ワイヤーの弾性力を利用して歯を移動させる.
・ブラケットの溝に丸線や角線を挿入することで, 傾斜移動や歯体移動, トルクなどの三次元的な歯の移動を行うことができる.

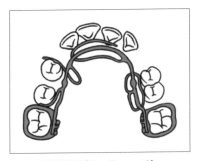

図　舌側弧線装置〈リンガルアーチ〉

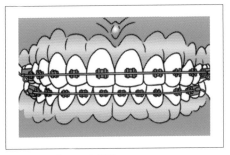

図　マルチブラケット装置

3）機能的矯正装置

(1) アクチバトール〈FKO〉
- レジン床部と誘導線から構成され，構成咬合の顎位で製作する．
- 混合歯列期の上顎前突，反対咬合，交叉咬合に適用され，主に夜間睡眠時に装着する．

(2) リップバンパー
- 口唇の機能圧を利用した矯正装置で，下顎第一大臼歯にバンドを装着する．
- 下唇の機能圧が第一大臼歯へ伝わり，下顎第一大臼歯の遠心移動が起こるほか，下唇の圧力が排除されることで，下顎前歯の唇側傾斜が起こる．

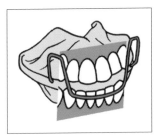

図　アクチバトール

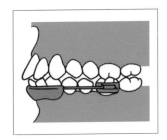

図　リップバンパー

5）拡大装置

（1）急速拡大装置

・正中口蓋縫合を離開させることで，上顎歯列弓を急速に拡大させる装置である．
・適用年齢は骨代謝と成長の旺盛な12歳頃〜20歳頃までである．

（2）緩徐拡大装置

・歯の傾斜移動を主作用として，ゆっくりと拡大させる．
・可撤式拡大床と<u>クワドヘリックス</u>がある．

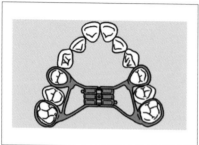

図　急速拡大装置

図　クワドヘリックス

3 顎間固定　★★

・矯正力の抵抗源（固定源）を対顎に求めるものである．
・上下顎歯列弓間にゴムリングを装着させ，その装着の仕方によって分類される．

（1）II級ゴム

・<u>上顎前突</u>症例（Angle<u>II</u>級）に用い，下顎大臼歯部から上顎犬歯部にかける．

（2）III級ゴム

・<u>反対咬合</u>症例（Angle<u>III</u>級）に用い，上顎大臼歯部から下顎犬歯部にかける．
そのほか，垂直ゴムや交叉ゴムがある．

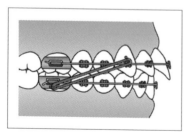

図　II級ゴム

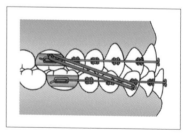

図　III級ゴム

4 顎外固定装置の種類と特徴 ★★

・矯正力の抵抗源（固定源）を顎外に求めるもので，大臼歯の遠心移動や顎成長のコントロールを行う．

(1) ヘッドギア
・頸部や後頭部を固定源とし，<u>上顎骨</u>の前下方成長の抑制，大臼歯の遠心移動に用いる．

(2) オトガイ帽装置
・ヘッドキャップを固定源として，オトガイ部にあてがった<u>チンキャップ</u>を後上方へ牽引することで，<u>下顎</u>の成長を抑制する．

(3) 上顎前方牽引装置
・上顎骨の劣成長症例に用いられる装置で，上顎を前方へ牽引することで上顎骨の前方成長を促進させる．

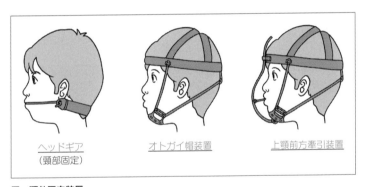

| ヘッドギア
（頸部固定） | オトガイ帽装置 | 上顎前方牽引装置 |

図　顎外固定装置

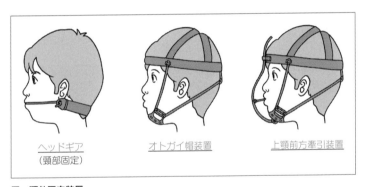
6章

歯科矯正学

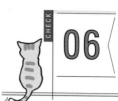

06 矯正治療に使用する器具

1 プライヤー ★★★

(1) **ワイヤーベンディングプライヤー**：線屈曲に使用する
　①ヤングプライヤー
　・唇側弧線装置，舌側弧線装置，床矯正装置などの主線，弾線，誘導線の屈曲に
　　多用する．
　・先端の形状は，一方が3段階の太さの円筒形，他方は角錐形である．
　②ツィードアーチベンディングプライヤー
　・角線を歯列弓の形に屈曲させるために使用する．
　③ライトワイヤープライヤー
　・先が細いプライヤーで，細いラウンドワイヤーの屈曲やループの付与に用いる．
　④ツィードループベンディングプライヤー
　・先端の形状は，一方が3段階の円筒形で，他方は円筒形の先端を受け入れるため
　　に凹んでいる．
　⑤バードビークプライヤー
　・ラウンドワイヤー（丸線）の屈曲に使用し，先端の形状は一方が円錐形，他方が
　　角錐形になっている．
　⑥ピーソープライヤー
　・比較的太いワイヤーの屈曲に用いる．
(2) **結紮用プライヤー**：アーチワイヤーをブラケットに結紮する．
　①ホウ〈ハウ〉プライヤー
　②リガチャータイイングプライヤー
(3) **ワイヤーカッター**：各種ワイヤーを切断する．
　①ワイヤーカッター
　・比較的太いワイヤー（床装置のクラスプ線，唇側線，舌側線など）を切断する．
　②ピンアンドリガチャーカッター
　・ワイヤーカッターを小型にしたもので，硬いワイヤーの切断には適さない．
(4) **バンドフォーミングプライヤー**：バンドを歯の形態に合わせるための器具
(5) **バンドカンタリングプライヤー**：バンドの形態修正に使用する
(6) **バンドやボンディング材の撤去に用いるプライヤー**
　①バンドリムービングプライヤー
　・バンドの撤去に用いる．
　②ボンディング材撤去プライヤー

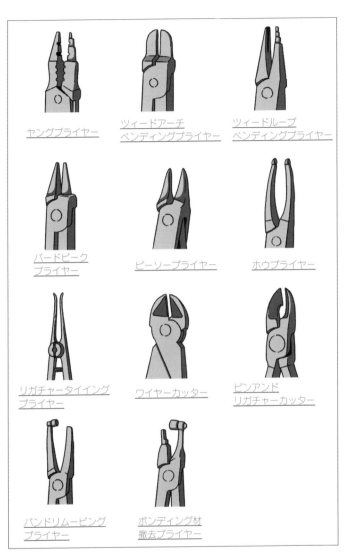

ヤングプライヤー

ツィードアーチ
ベンディングプライヤー

ツィードループ
ベンディングプライヤー

バードビーク
プライヤー

ピーソープライヤー

ホウプライヤー

リガチャータイイング
プライヤー

ワイヤーカッター

ピンアンド
リガチャーカッター

バンドリムービング
プライヤー

ボンディング材
撤去プライヤー

図　各種プライヤー

2 その他の器具　★★★

(1) **バンドプッシャー**：バンドを歯の位置に合わせ，適合させるための器具
(2) **リガチャーディレクター**：アーチワイヤーをブラケットに挿入後，結紮線をブラケットウイングの下に挿入する場合に用いる．
(3) **アーチフォーマー**：エッジワイズ装置に使用する角線のアーチワイヤーを製作するためのもの．
(4) **ブラケットポジショニングゲージ**：矯正治療でマルチブラケット装置を装着する際に，バンドやブラケットの垂直的な位置を決定するために使用する．

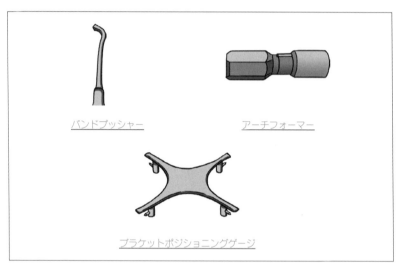

バンドプッシャー　　　　　　　　　アーチフォーマー

ブラケットポジショニングゲージ

図　その他の器具

7章

小児歯科学

POINT

　小児の生理的特徴，小児に発生する病変の特徴に関する問題が多く出題されます．

　疾患に関しては乳歯う蝕，異常歯，小児の粘膜疾患が主に出題されます．

　Hellman〈ヘルマン〉の咬合発育段階はよく出題されるので，十分学習しておきましょう．

　乳歯の形態的特徴についても出題されることがあるので，『直前マスター①基礎科目』の口腔解剖学を復習しておきましょう．

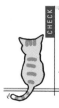

01 小児の発育と生理的特徴

1 Scammon〈スキャモン〉の発育曲線 ★★★

神経型	・主に脳の発育に関連し，きわめて早期から成長発達が進む. ・3歳で成人の約60%，5歳で約80%，6歳で約90%の発育を示す. ・脳，頭蓋冠，脊髄，視覚器官などが含まれる. CP①
リンパ型	・主としてリンパ腺などの発育に関連する. ・幼児期から学童期に急速な発育を示し，10〜12歳頃成人の約190%（約2倍）となり，その後，低下して20歳で100%となる. ・内分泌腺，扁桃，胸腺などが含まれる.
一般型	・主として身体の外形，内臓器官などの発育に関連する. ・乳幼児期と12〜13歳（思春期の始まる時期）に2回の急速な発育を示す（シグモイド曲線＝S字状曲線）. ・身長，体重，筋，骨格などが含まれる. CP②
生殖器型	・すべての生殖器官の発育がこの型を示す. ・12歳頃までは10%程度の発育しか示さないが，12〜13歳以降の思春期に急速な発育を示し，成人の域に達する.

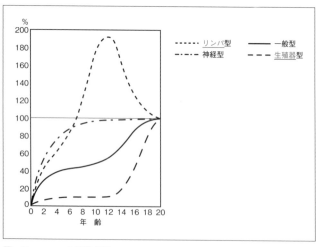

図 Scammonの発育曲線

Check Point

① 神経型にはどのような部位，器官が含まれる？

② 一般型はなぜS字状の発育を示す？

2 脳頭蓋の発育 ★

- 頭蓋冠と脳頭蓋底の発育による.
- 頭蓋冠の発育は縫合部に接している骨縁に新生骨が添加することにより大きくなる.
- いくつか の縫合の接合部を<u>泉門</u>とよぶ.
- 出生時には泉門がみられるが<u>大泉門</u>は1歳6カ月～2歳で，<u>小泉門</u>は生後1～2カ月頃までに閉鎖する.

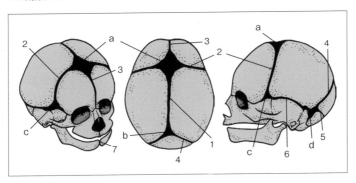

図 頭蓋-縫合と泉門

1) 縫合

1：矢状縫合，2：冠状縫合，3：前頭縫合，4：ラムダ縫合，5：横後頭縫合，
6：鱗状縫合，7：下顎正中線維軟骨縫合

2) 泉門

a：<u>大泉門</u>，b：小泉門，c：前側頭泉門，d：後側頭泉門

3) 軟骨結合

- 頭蓋底には4つの軟骨結合部があり，頭蓋の前後方向への成長に関与している.
- 後頭骨内軟骨結合：後頭骨は出生時軟骨結合で，4つの部分に分かれているが，その後癒合する.

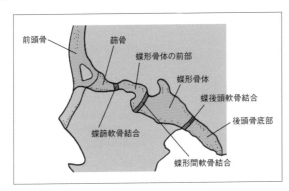

前頭骨　篩骨　蝶形骨体の前部　蝶形骨体　蝶後頭軟骨結合　後頭骨底部　蝶篩軟骨結合　蝶形間軟骨結合

図 頭蓋底

3 脳頭蓋と顔面頭蓋の発育 (比率) 変化 ★

・顔面頭蓋の成長は出生後に成長する割合が大きく，歯の萌出に伴って進むことがわかる.

年	顔の大きさ						顔面頭蓋と脳頭蓋の容積比	歯の萌出
	高さ (mm)	(%)	幅 (mm)	(%)	深さ (mm)	(%)		
0	47	38	78	56	40	41	1：8	無
2	83	68	111	80	75	77	1：6	乳歯咬合
6	96	80	117	83	80	82	1：5	第一大臼歯萌出
12	109	89	126	90	87	89		第二大臼歯萌出
18	122	100	140	100	98	100	1：2	第三大臼歯萌出

CP③

4 言語の発達 ★★

2～4カ月	喃語 (アーなどの反復音声，前発話期)
10～11カ月	始語
12～18カ月	一語文 (片言期)
18～24カ月	二語文 (命名期)
24～30カ月	思ったことをいえる (羅列期).
30～36カ月	他人の言葉を盛んにまねる (模倣期). 時称の使い分けができる.
3～4年	知っている語彙数が急増する.
5年	幼児語をほとんど使用しなくなり，発音もほぼ完成する.

CP④

Check Point

③ 顔面頭蓋の発育に関与する要因は？

④ 知っている語彙数が急増するのは何歳頃？

5 情動の発達（分化） ★★

・ある刺激に対して急激に引き起こされる感情の動きを<u>情動</u>という．
・生後2〜3カ月になると興奮から快・不快の情動<u>分化</u>が現れ，年齢が進むに従ってさらに分化が進み，5歳で成人と同程度にまで達する．

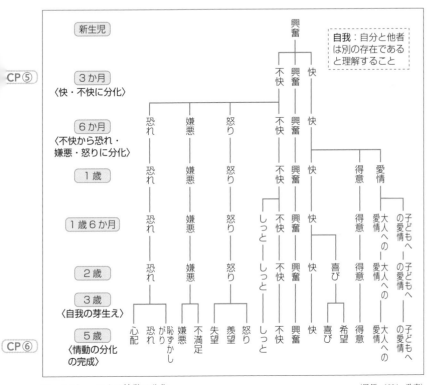

CP ⑤ （3か月 〈快・不快に分化〉）

CP ⑥ （5歳 〈情動の分化の完成〉）

図　Bridgesによる情動の分化　　　　　　　　　　　　　　（黒須，1994．改変）

7章

小児歯科学

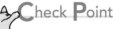

Check Point

⑤ 快・不快に分化する時期は？

⑥ 成人と同程度に情動が分化するのは何歳頃？

147

6 小児の生理的特徴 ★★★

・小児は発達過程にあるため，体温，呼吸数，脈拍数，血圧のいずれも成人とは異なる値を示す．

小児の生理的特徴（発育による変化）

	新生児	乳児	幼児	学童	成人	増齢に伴う変化
体温（℃）	37.2～37.5	37.0～37.4	37.0～37.2	36.5～37.0	36.5～37.0	↘
脈拍数（拍/分）	140	120	110	90	70	↘
呼吸数（回/分）	40～50	35	25	20	18	↘
血色素量（成人より）	多い（17.1）	少ない	少ない	少ない	16.5g/100mL	↗
赤血球（成人より）	少ない（4.9）	少ない	少ない	少ない	$5.4×106/mm^3$	↗
白血球（成人より）	多い（20,000）	多い	多い	多い	$7,000/mm^3$	↘
最高血圧（mmHg）	75	90	100	110	110～130	↗
最低血圧（mmHg）	50	60	65	70	60～80	↗

（歯科国試パーフェクトマスター小児歯科学第5版）

7 身体発育の評価（肥満およびやせの指数による評価） ★

1）乳幼児期の評価〔体重（g）/身長（cm）^{2}×10〕

カウプ指数	判定
22以上	肥満
19～22未満	肥満傾向
15～19未満	正常範囲
13～15未満	やせぎみ
13未満	やせ

2）学童期の評価〔体重（g）/身長（cm）^{3}×10^4〕

ローレル指数	判定
160以上	肥満
145～160未満	肥満ぎみ
115～145未満	標準
100～115未満	やせぎみ
100未満	やせ

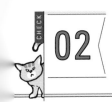

02 Hellmanの咬合発育段階（歯齢）

1 Hellman〈ヘルマン〉の咬合発育段階　★★★

・乳歯および永久歯の萌出状態により，小児の発育状態を評価するのが萌出年齢で，Hellmanの咬合発育段階（Hellmanの歯齢）がよく使用される.

I	A	乳歯萌出前（乳歯未萌出）	無歯期
I	C	乳歯咬合完成前期	乳歯萌出期
II	A	乳歯咬合完成期	乳歯列期
II	C	第一大臼歯および前歯萌出開始期	混合歯列期
III	A	第一大臼歯萌出完了あるいは前歯萌出中または萌出完了期	
III	B	側方歯群交換期	
III	C	第二大臼歯萌出開始期	永久歯列期
IV	A	第二大臼歯萌出完了期	
IV	C	第三大臼歯萌出開始期	
V	A	第三大臼歯萌出完了期	

2 生理的年齢　★

・年齢的差異が段階的に比較的明らかな形態，臓器発育の特徴を基準に定めて，小児の成長発育の判定を行うために使用する.
・骨年齢，歯年齢（萌出年齢，石灰化年齢），形態年齢，第二次性徴年齢，精神年齢などが用いられる.

3 骨年齢　★

・骨年齢は全身の成熟度を示し，性成熟などとの相関が高い.
・手根骨のエックス線写真による骨核数，大きさ，形，骨化度などにより判定する.
・骨核数は暦年齢にほぼ一致する.

［手根骨の化骨順序］

数え年齢（歳）	0〜2	3	4	5〜7	8〜11
化骨数	0〜3	4	5	6〜8	9〜10

7章

小児歯科学

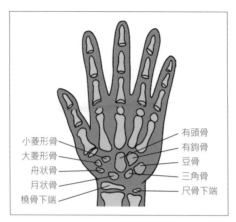

図　手の骨

小菱形骨
大菱形骨
舟状骨
月状骨
橈骨下端

有頭骨
有鉤骨
豆骨
三角骨
尺骨下端

4 ターミナルプレーン　★★★

- 正常乳歯列が中心咬合位であるとき，上下顎第二乳臼歯遠心面を通る仮想平面によって上下顎乳歯列の前後的 (近遠心的) 位置関係を分類し，表したものである．
- ターミナルプレーンにより，第一大臼歯の初期咬合が予測できる．

1) 垂直型

- 上下顎第二乳臼歯遠心面が一平面となり垂直であるもの．最も多い．片側も含めると70%以上存在する．

2) 近心階段型

- 上顎第二乳臼歯遠心面に対して，下顎第二乳臼歯遠心面が近心位にあるもの．

3) 遠心階段型

- 上顎第二乳臼歯遠心面に対して，下顎第二乳臼歯遠心面が遠心位にあるもの．将来必ず不正咬合 (下顎遠心咬合) となる．

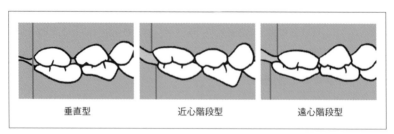

垂直型　　　　近心階段型　　　　遠心階段型

図　ターミナルプレーン

5 ヒトの歯の萌出時期 ★★★

1）乳歯

	歯　種	男　子	女　子
上顎	乳中切歯	9か月	9か月
	乳側切歯	11か月	11か月
	乳犬歯	1年5か月	1年6か月
	第一乳臼歯	1年4か月	1年4か月
	第二乳臼歯	2年6か月	2年6か月
下顎	乳中切歯	7か月	8か月
	乳側切歯	12か月	12か月
	乳犬歯	1年5か月	1年6か月
	第一乳臼歯	1年4か月	1年4か月
	第二乳臼歯	2年3か月	2年3か月

（日本小児歯科学会，2019.）

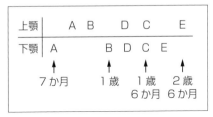

図　乳歯の萌出順序　（日本小児歯科学会．2019.）

2）永久歯

	歯　種	男　子	女　子
上顎	中切歯	7年2か月	6年11か月
	側切歯	8年4か月	7年11か月
	犬　歯	11年0か月	10年3か月
	第一小臼歯	10年4か月	10年0か月
	第二小臼歯	11年9か月	11年6か月
	第一大臼歯	7年3か月	7年1か月
	第二大臼歯	13年3か月	13年0か月
下顎	中切歯	6年3か月	6年0か月
	側切歯	7年3か月	7年0か月
	犬　歯	10年3か月	9年6か月
	第一小臼歯	10年5か月	10年1か月
	第二小臼歯	11年8か月	11年8か月
	第一大臼歯	6年8か月	6年3か月
	第二大臼歯	12年6か月	12年6か月

（日本小児歯科学会2019.）

男児	上顎		1	6		2		4		3		5	7
	下顎	1	6		2		3		4		5		7
女児	上顎		1		6	2		4		3 5			7
	下顎	1	6		2		3		4		5 7		

図　永久歯の萌出順序　（日本小児歯科学会．2019.）

6 歯の萌出 ★★

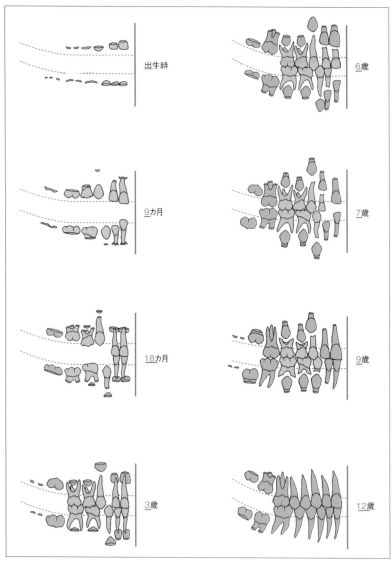

図 歯の萌出 （日本小児歯科学会）
歯の萌出乳歯は灰色，永久歯は赤色で示す.

⑦ みにくいあひるの子の時代　★★

- みにくいあひるの子の時代とは，上顎切歯部萌出時に正中離開，歯軸の遠心傾斜，切歯間空隙歯列弓などがみられるが，前歯部の萌出が完了するころには自然に正常になる過程をいう．
- 咬合発育の一時的変異であり，周囲骨が未成熟のために起こるといわれている．
- 下顎切歯部は一時的に叢生状態を示すことが多い． CP①

⑧ 歯の萌出の異常　★★

1) 早期萌出
- 先天歯　出産歯：出生時すでに萌出している歯
　　　　　新生歯：生後1カ月以内に萌出する歯
- 下顎前歯部に認められ，発現頻度は0.1％程度で，男児に多い．

2) 萌出遅延
- 歯の萌出は個体差が大きいので，平均より1年以上の遅れのことをいう．

3) 萌出遅延の原因

全身的原因	局所的原因
・内分泌異常（先天性甲状腺機能低下症，副甲状腺機能低下症，下垂体機能低下症）	・歯胚の位置異常や形成異常
・くる病	・歯肉の肥厚
・Down症候群	・萌出余地の不足
・鎖骨頭蓋骨異形成症	・小帯の異常 ・歯牙腫，濾胞性歯囊胞の存在

CP②

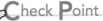

Check Point

① 「みにくいあひるの子の時代」とはどのようなこと？

② 萌出遅延の原因は？

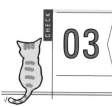
03 乳歯の形態的特徴

1 歯冠 ★★

- 乳前歯の歯冠外形はそれぞれの後継永久歯と似ていて，大きさは全体的に小さい．
- 乳臼歯はそれぞれ異なり，第二乳臼歯は大臼歯の形態に似ている．
- 第一乳臼歯は上顎は後継永久歯に似ているが，下顎はどの歯にも似ていない．
- 色調は白色あるいは青白色である．
- 歯冠の近遠心径は比較的大きく，歯冠の長さは短い（乳前歯はカップ状，乳臼歯はずんぐり）．
- 歯冠歯頸部の近くに帯状の膨隆部（<u>歯帯</u>，臼歯結節）があり，第一乳臼歯の頬側で著明である．
- 歯頸部の<u>狭窄</u>が著しい．
- 接触点は永久歯と異なり<u>面</u>で接触している．
- 裂溝が永久歯ほど著明でない．

2 歯根 ★

- 永久歯に比べて，歯冠長に対し歯根長が<u>長く</u>圧平されている．
- 乳前歯歯根は頬舌的に薄く，根中央より唇側に彎曲している．
- 乳臼歯歯根は著明に離開していて，その直下に<u>歯胚</u>がある．特に下顎乳臼歯の近心根は彎曲が強い．
- 年齢に伴う生理的<u>歯根吸収</u>がある．

3 歯髄 ★

- 髄腔の外形は永久歯よりもさらに歯の外形形態に似ている．
- 歯全体に占める髄室の割合が大きく根管も太い．幼若な歯ほど<u>大き</u>い．
- 乳臼歯の髄角が咬頭下の象牙質の中へ深く<u>突出</u>している．近心髄角が著しい．
- 根吸収に伴って歯髄組織の萎縮変性がみられる．

4 構造的特徴（組織学的特徴） ★★

- エナメル質，象牙質の厚さが薄い（永久歯の<u>1/2</u>程度）．
- エナメル質は胎生中に形成されたエナメル質と出生後に形成されたエナメル質の2層からなり，この間にはしばしば石灰化の不良な層がある（<u>新産線</u>）．
- 象牙質も胎生中に形成された象牙質と出生後に形成された象牙質の2層からなる．
- 歯頸部付近のエナメル小柱束の走向は，乳歯では水平状態に経過するもの，歯頂側へ傾斜しているものが多い．永久歯では根尖側に向くものが多い．

- 病的第二象牙質 (第三象牙質) の形成速度や形成量は永久歯の場合よりも速やかで, 量が多く, 不規則である.
- 硬さを永久歯と比較すると, 乳歯エナメル質のほうがやや軟らかく, 象牙質では特に軟らかい (咬耗が起こりやすい).
- 乳歯のセメント質は非常に薄く, 第二セメント質は形成されない.

5 物理化学的特徴 ★

- 乳歯はエナメル質, 象牙質ともに永久歯に比較して有機質の含有量は高いが, 無機質の含有量には著しい差は認められない.
- 乳歯, 永久歯ともにエナメル質はヒドロキシアパタイト結晶, 象牙質はリン酸カルシウムに似た結晶構造を示す.
- 結晶粒の大きさはエナメル質は象牙質よりも大きく, 乳歯では永久歯より小さい.
- 酸に対する反応性は高く, 乳歯は永久歯よりも溶解度も大きい.

6 幼若永久歯 ★★

- 形態的, 構造的に未完成, 未成熟の永久歯のこと.
- 萌出中で咬合位に達していないもの, 歯根が未完成のもの.

1) 形態的特徴
- 切歯部では切縁結節が存在する.
- 臼歯部では明瞭な咬頭頂, 副隆線がみられる.
- 臨床的歯冠長が短い.
- 根尖部が未閉鎖である.
- 歯髄腔, 根管が広大である.
- 髄角が高い位置に存在する.
- 臨床的な歯頸線が確定していない.

2) 構造的特徴
- 第二象牙質の形成がまだみられない.

3) 物理化学的特徴
- 結晶が未成熟である.
- 萌出後のエナメル質表面の成熟がみられる.

7 歯列の発育変化 ★★★

1) 顎間空隙
- ⅠA期 (無歯期) は上下顎歯槽堤は乳臼歯部では接触しているが, 前歯部では接触せず, 上下顎間に楕円形の間隙がみられる. この間隙を顎間空隙という.
- 顎間空隙は乳歯の萌出とともに消失する.

2) 霊長空隙
- 乳歯列において, 上顎の乳側切歯, 乳犬歯間, 下顎の乳犬歯, 第一乳臼歯間にみら

れる空隙を霊長空隙という.

・上下顎の乳犬歯尖頭が咬合時収まる位置に存在する.

・上顎の霊長空隙は永久切歯の交換時に，下顎の霊長空隙は上下顎第一大臼歯の咬合
関係の調整に利用される.

3）発育空隙

・乳歯列にみられる霊長空隙以外の空隙を発育空隙という. CP①

4）リーウェイスペース

・乳歯側方歯群，乳犬歯，第一乳臼歯，第二乳臼歯の歯冠近遠心幅径の総和はその後
継歯である犬歯，第一小臼歯，第二小臼歯のそれよりも大きく，それぞれの総和の
差をリーウェイスペースという.

・側方歯群の乳歯と永久歯の歯冠近遠心幅径の総和の差. CP②

$(C + D + E) - (3 + 4 + 5) =$ リーウェイスペース

・乳歯列のほうが永久歯列よりも大きい.

・上顎は約1mm，下顎は約3mmの差がみられる.

・個人差，男女差がみられる.

・理論上の値である（実際の歯列上にはみられない）.

・咬合の調整に使用される.

・側方歯群の交換がスムーズに進む.

・リーウェイスペース喪失の原因は，乳臼歯の早期喪失と乳歯側方歯群の隣接面う蝕.

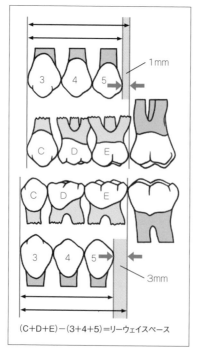

$(C+D+E) - (3+4+5) =$ リーウェイスペース

図　リーウェイスペース

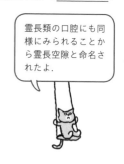

霊長類の口腔にも同様にみられることから霊長空隙と命名されたよ.

8 乳歯の形態的特徴 ★

	歯種	咬頭数	歯根数	根管数
上顎	乳前歯	なし	1	1
	第一乳臼歯	3 (2〜4)	3	3
	第二乳臼歯	4	3	3
下顎	乳前歯	なし	1	1
	第一乳臼歯	5 (4〜6)	2	3〜4
	第二乳臼歯	5〜6	2	3〜4

・乳前歯は後継永久歯の形態に類似し, 全体に小さいのが特徴.
・歯冠の高径の割には歯根が長い.
・乳臼歯はかなり異なっており, 第二乳臼歯は大臼歯の形態に類似している.
・第一乳臼歯は上顎は後継永久歯に類似しているが, 下顎はどの歯にも似ていない.

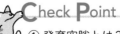

Check Point

① 発育空隙とは?

② リーウェイスペースとは?

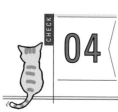

04 小児の口腔疾患

1 小児の口腔疾患 ★★

ベドナーアフタ	・乳児の口蓋部にみられるアフタ. ・哺乳ビンのゴム乳首などの機械的刺激によって傷がつき，それが原因で生じた小潰瘍.
リガ・フェーデ病	・乳歯の早期萌出 (特に出生から生後1カ月以内) を先天性歯という. ・先天性歯は下顎乳切歯部に多くみられるが，この鋭利な切縁により生じる舌下部や舌小帯部の潰瘍. ・先天性歯が母親の乳首にも損傷を与え，授乳困難を生じることもあるため，最初は切縁部の削合，研磨を行い，それでも改善しない場合には先天性歯を抜去する.
上皮真珠	・乳歯萌出前，乳児の歯槽提歯肉に粟粒大から小真珠大の灰白色および黄白色の腫瘤 (上皮真珠) がみられる. ・腫瘤は増大することはなく，数週間で自然消失する. ・組織学的には，扁平上皮に覆われた囊胞様の状態を示し，粘稠度のある液状物質. ・発現頻度は約2～3%.
地図状舌	・舌に円形の境界明瞭な斑が数個出現し，地図状の斑紋模様に変化する疾患. ・6歳以下の小児にみられ，通常は自覚症状はない. ・原因は不明.
麻疹	・原因は麻疹ウイルスによる. ・好発年齢は生後9カ月～6歳，好発時期は春～夏である. ・合併症には髄膜炎，脳炎，免疫低下による易感染などがある. 【症状】 ①急な発熱 (風邪のような症状)，②急に熱が下がる，③頬粘膜部に灰白色のやや隆起した紅暈を伴う小斑点 (コプリック斑) が発現し，90～95%のものに麻疹の前駆症状として発現する，④再発熱，全身に発疹が現れる.
手足口病	・原因はコクサッキーA16型ウイルス，エンテロ71型ウイルス. ・好発年齢は5歳以下，特に2歳前後が多く，好発時期は春～夏である. 【症状】 ①2～5日の潜伏期，②手掌部，足底部等への水疱形成，口腔内アフタ形成 (主に口腔の前方部，左右両側性に発現)，③発熱は軽度，④安静を保ち，他者への感染を防ぐために外出は控える，抗菌薬などの投与は不要.

2 目でみる小児の口腔疾患 ★★★

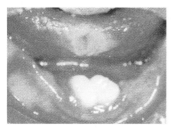

図 リガ・フェーデ病
（カラーアトラス小児歯科の臨床）

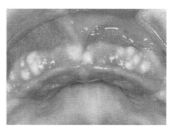

図 上皮真珠
（カラーアトラス小児歯科の臨床）

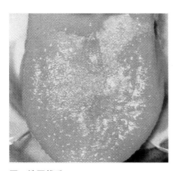

図 地図状舌
（カラーアトラス小児歯科の臨床）

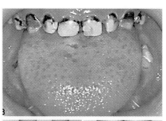
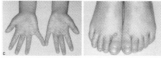

図 手足口病
（カラーアトラス小児歯科の臨床）

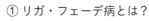

Check Point

① リガ・フェーデ病とは？
② コプリック斑とは？
③ 手足口病の主な症状は？

7章

小児歯科学

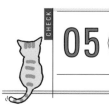

05 小児の口腔習癖と咬合異常

1 口腔習癖 ★★

・神経症的な不適応行動や，誤学習による機能的障害などが口腔周囲に身体玩弄癖として現れる異常行動である．
・歯列の形態ならびに咬合状態に影響を及ぼす習癖で，吸指癖，咬爪癖，咬唇癖，吸唇癖，弄舌癖，異常嚥下癖，歯ぎしりなどがある．

2 咬合異常 ★

・口腔習癖の現れた期間，頻度，強さなどにより，さまざまな歯列，咬合，顎骨の発育を障害し，歯列および咬合異常や発音障害を発症する．

1）原因
・神経的，心理的な問題による異常行動の表現とされるものが多い．
・口腔診査だけでなく，小児の性格，生活環境および養育環境など幅広い診査が必要．

2）治療
・小児自身に習癖を自覚させ，意識をもたせる．さらに行動療法や保護者への指導を行い，自発的に消退させるように誘導する．
・強制的な手段は，別の心理的問題を引き起こすこともあるので避けたほうがよい．
・習癖の持続により不正咬合となっている場合は，各種の習癖除去装置や筋機能療法〈MFT〉などを用いる．

3 習癖除去装置 ★

・小児期において歯列の形態ならびに咬合状態に影響を及ぼすような口腔習癖が認められる場合，その習癖を中止させるための装置．
・可撤式と固定式があり，正常な筋肉の活動を妨げないようにする．
・タングガード，オーラルスクリーン，ナイトガード，リップバンパーなどがある．

4 口腔習癖の特徴と対処法 ★★

吸指癖	・口腔習癖の中では最も多くみられる. ・吸指癖で最も頻度が高いのは拇指である. ・3歳頃までの吸指癖は生理的なものといわれる. ・吸指癖の頻度は3歳までは高いが,その後は増齢とともに減少する. 【歯列不正】 ・開咬,下顎遠心咬合,上顎前歯部唇側傾斜,上顎歯列弓の狭窄,下顎前歯部舌側傾斜などが起こりやすい. 【対処法】 ・フィンガーサックの使用
咬爪癖	・咬爪癖は学童期の神経質な小児に多くみられる. 【歯列不正】 ・正中離開,切端(縁)咬合,開咬,叢生などが起こりやすい.
異常嚥下癖	・嚥下時,上下の前歯部は接触せず,舌をその隙間から前方に突出させる癖. ・鼻咽頭疾患に伴って起こるものや,吸指癖などによって生じた開咬,下顎後退などの異常顎態により起こることが多い. ・咀嚼筋は収縮せずに口輪筋,オトガイ筋が強く収縮するので,上下顎あるいは片顎の前歯部は唇側に傾斜し,咬合状態は開咬となる. 【対処法】 ・舌を正しく挙上させるような筋機能療法や習癖除去装置(タングガード)の装着がある.
吸唇癖	・上下顎前歯部間で口唇を吸い込む癖. ・主に下口唇に多い. ・口唇やその周囲が発赤したり,ただれたりしている. ・咬唇癖と同様の作用が生じるので,上顎前突,開咬,下顎前歯の舌側傾斜などを引き起こしたり,上下顎前歯部の前後間に大きな空隙がある場合に生じることもある. ・拇指吸引癖や舌突出癖に付随して発生したり,その逆の場合もある. 【対処法】 ・リップバンパーの使用
歯ぎしり (ブラキシズム)	・睡眠中に上下顎歯を強くこする習慣のこと. ・不快な摩擦音とともに歯の摩耗を認める. ・歯の交換期に多い習癖といわれ,摩耗が進行して露髄,膿瘍形成を呈する場合もある. ・原因としては,外傷性咬合,歯周組織の炎症などの口腔内症状,中枢神経の損傷,消化器系疾患,不快感,不安や神経過敏などの心理的障害が考えられ,咀嚼筋の痙攣によって発生する. 【対処法】 ・心理的アプローチ,咬合の改善(早期接触部の削合など),ナイトガードの使用など.

5 歯列・咬合の発育異常　★

1）遺伝と環境の二大要因

（1）遺伝

・両親からの遺伝形質を受け継いでいるものをいう.
・骨格性異常の原因は遺伝が多く，歯槽基底部の大きさと歯の大きさの不調和なども これによる.

（2）環境因子

・受胎以降出生時までに生じる異常で起こる先天的要因と出生後に発生した要因による後天的要因（う蝕，習癖など）に分類される.

2）過剰歯

・永久歯の萌出障害や正中部埋伏過剰歯では，<u>正中離開</u>の原因となる.

3）口呼吸

・歯肉や口腔粘膜が乾燥し，歯肉炎や歯肉の肥厚を起こしやすくなる.

4）舌小帯の付着異常

・舌小帯の短縮では舌の運動障害による授乳障害，発音障害（ラ行音など）がある. CP①

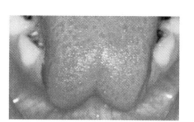

図　舌小帯付着異常
（カラーアトラス小児歯科の臨床）

5）上唇小帯の付着異常

・上唇小帯の肥厚，高位の付着によって<u>正中離開</u>が生じる.

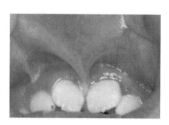

図　上唇小帯肥厚
（カラーアトラス小児歯科の臨床）

6）歯の変色

- 歯の形成期にテトラサイクリンを長期間服用した小児には，高頻度で灰褐色や黄褐色の着色が歯にみられる．CP②
- 歯の形成期の障害は，その形成部位に石灰化や色調の異常として刻印される．

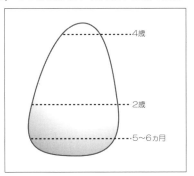

図　ヒトの上顎中切歯の年齢的発育（歯冠完成の経過）

Check Point

① 授乳障害や発音障害に関連する小帯は？

② 着色が起こるため，歯の形成期には投与できない抗菌薬は？

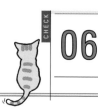

乳歯う蝕

① う蝕有病状況　★★

	年齢（歳）	有病者率（%）	1人平均う歯数（本）
乳歯	1	7.1	0.1
	2	—	—
	3	—	—
	4	—	—
	5	17.6	0.7
	6	30.8	1.2
永久歯＋乳歯	7	35.3	1.5
	8	22.2	0.6

（令和4年歯科疾患実態調査）

② 乳歯う蝕の特徴　★★

・う蝕への罹患性が高く，う蝕の進行が速い．
・歯髄炎，歯根膜炎に容易に移行しやすい．
・病的第二象牙質（第三象牙質）の形成が活発である．
・う蝕発症は発育環境に左右される．
・発生に年齢的変化がみられる．
・う蝕の発生は上顎乳前歯部，乳臼歯部に多発する（乳臼歯では特に下顎）．
・歯髄は刺激に対する感受性が低いため，自覚症状は不明確なことが多い．

③ 乳歯う蝕の為害作用（心身に及ぼす影響）　★★

局所的為害作用	全身的為害作用
・咀嚼機能の低下 ・後継永久歯の萌出時期の異常 ・歯列不正，不正咬合の誘発（近遠心的関係の異常，垂直的関係の異常） ・永久歯の形成障害．先行乳歯の根尖病巣→後継永久歯の減形成（ターナー歯） ・口腔軟組織疾患の誘発　CP ・永久歯う蝕の誘発 ・発音障害 ・口腔習癖の助長	・偏食，食欲不振の助長 ・局所リンパ節の腫脹 ・全身的抵抗力の低下 ・発育障害 ・歯性病巣感染の原因 ・心理的障害

4 乳歯う蝕の好発部位 ―年齢による変化（乳歯列）― ★★

1）低年齢時
・上顎乳中切歯＞上顎乳側切歯＞上顎第一乳臼歯＞上顎第二乳臼歯＞上顎乳犬歯

2）年齢が上がると…
・上顎乳中切歯＞上顎乳側切歯＞第二乳臼歯＞第一乳臼歯＞乳犬歯

3）下顎は年齢にかかわらず…
・下顎第一乳臼歯＞下顎第二乳臼歯＞下顎乳犬歯≒下顎乳中切歯≒下顎乳側切歯

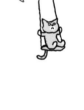

歯周病になると，歯肉から血管内に病原菌が侵入して，血流にのって全身性の感染症を引き起こすことを，歯性病巣感染というよ.

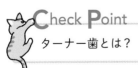

Check Point
ターナー歯とは？

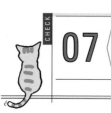

07 小児の歯の外傷

1 歯の外傷の分類 ★★

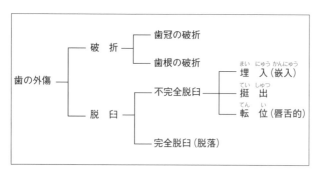

図　歯の外傷の分類

低年齢時の転倒では，とっさに手をつくことができないため，顔面を強打することがよくあるよ．最初に地面に当たるのは1番前に出ている上顎前歯部となるにゃ．

2 小児の歯の外傷の特徴 ★★

・受傷原因は，転倒，衝突．
・乳歯では1〜2歳時，永久歯では7歳〜9歳頃に多い．
・乳歯・永久歯ともに歯の萌出直後に受傷しやすい．
・好発部位は上顎前歯部が最も多く，次いで下顎前歯部である．
・受傷形態としては乳歯，永久歯ともに脱臼となることが最も多く，永久歯では周囲骨が成熟してくるため破折が多くなる．
・受傷頻度では男児のほうが女児よりも高い（発生比率は2：1あるいは3：2）．
・乳歯が外傷を受けた場合，歯髄変性による歯の変色，歯髄腔の石灰化，歯根の異常吸収，早期脱落などとともに，後継永久歯にエナメル質の白斑，減形成，歯根の彎曲，歯根形成異常，歯胚の位置異常に伴う萌出時期，位置の異常などがみられる．
・処置は整復固定，感染防止を行い，局所の安静に努めるとともに長期にわたる経過観察が不可欠である．

男児は女児よりも活発に運動することが多いため，外傷に遭遇する頻度が高くなるよ．

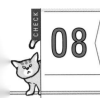

08 保隙装置の種類と適応

1 保隙の意義 ★★

・乳歯や永久歯が早期に喪失したとき，隣在歯や対合歯の<u>移動</u>や<u>傾斜</u>を防ぎ，後継永久歯の<u>萌出余地</u>を確保する必要があり，それを保隙という．
・保隙の目的で使用する装置を<u>保隙装置</u>という．

2 保隙装置の種類 ★★★

固定装置	
<u>クラウンループ</u>	・乳臼歯部<u>中間歯</u>1歯欠損時に用いる. ・支台歯には乳歯冠を装着し，0.9〜1.0mmのワイヤーでループをつくり，冠にろう着する.
バンドループ	・クラウンループとほぼ同じ. ・バンドを使用するので第一大臼歯でも使用できる. ・バンドを装着された歯が脱灰されやすいので注意が必要.
クラウンディスタルシュー	・歯齢IIA期の片側第二乳臼歯の1歯早期喪失例に使用する. ・第一大臼歯の<u>萌出誘導</u>と第二乳臼歯の<u>保隙</u>とを兼ね備えている. ・第一大臼歯が萌出した後には，直ちにほかの装置と交換する.
リンガルアーチ (舌側弧線装置)	・多数歯の<u>欠損</u>症例に使用できる. ・<u>歯列周長</u>が確実に保隙できる. ・歯齢IIIB期以降はこの装置が保隙として最もすぐれている. ・多数歯喪失時にも使用されるが，咀嚼機能の回復はできない.
ナンスのホールディングアーチ	・リンガルアーチと適応症は同じであるが，<u>上顎</u>にしか使用できない. ・特徴は口蓋部に<u>パラタルボタン</u>がある.
可撤装置	
<u>可撤式保隙装置</u> (小児義歯，床型保隙装置)	・<u>多数歯</u>の欠損症例に使用できる. ・<u>咀嚼機能</u>，発音機能，審美性の回復が可能. ・<u>垂直的保隙</u>が可能. ・装着は小児および保護者の協力が不可欠. ・可撤式のため<u>破損</u>や<u>紛失</u>の頻度が高い. ・保隙が<u>確実でない</u>ことが最大の欠点.

7章

小児歯科学

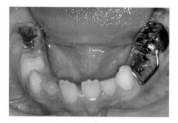

図　クラウンループ[8]

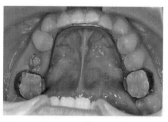

図　リンガルアーチ[8]

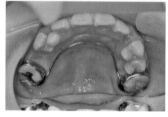

図　ナンスのホールディングアーチ[8]

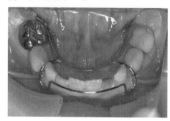

図　可撤式保隙装置[8]

3 乳歯既製冠〈乳歯冠〉の特徴　★★★

適応症	・臼歯部で歯冠の実質欠損が大きいとき，あるいはう蝕が多歯面にわたり，ほかの方法では満足な修復ができないとき． ・う蝕罹患型などからみて，う蝕感受性の高いとき（二次う蝕の防止）． ・接触点の回復を確実に行いたいとき． ・部分修復では窩洞の要件を満たさないとき． ・歯髄処置（断髄，抜髄，感染根管治療）を行った歯． ・固定および半固定保隙装置の支台装置として使用するとき． ・広範囲に及ぶエナメル質形成不全歯
利点	・歯質の削除量が比較的少ない（鋳造冠，インレーなどに比べて）． ・歯冠の解剖学的，機能的回復が容易である． ・歯冠の近遠心幅径の回復が容易である． ・材質が軟らかいので，乳歯の生理的咬耗に対応できる． ・製作が容易である． ・保隙装置の固定装置として利用できる． ・直接法でも間接法でも調整できる． ・歯冠長が短くても，乳歯冠歯頸部のクリッピング操作によって，材料の弾力を利用した保持をはかることができる．
欠点	・歯頸部の適合性がプライヤーテクニックに依存するため不十分である． ・材質が軟らかいため咬耗によって冠に穴があき，破損を生じることがある． ・審美的でない．
使用器具	ノギス，金冠鋏（曲），ゴードンプライヤー，クラウンクリッピングプライヤー，咬合面調整鉗子，咬合紙およびホルダー，合着材料および器具

09 小児患者への歯科的対応法

1 小児歯科治療における対応法の基本　★

・3歳以上で正常発達をしており，意思の疎通をはかれる小児に対しては，医療従事者と小児が直接コミュニケーションをとりラポールを成立させるために母子分離が行われることが多い.

・対応法の基本は，テンダーラビングケア〈TLC〉で，表情や態度，言葉遣いなどに気をつけることが重要である.

・低年齢児では疲れがなく，体調のよい午前中に行う.

・治療時間は30分以内にとどめる.

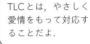
TLCとは，やさしく愛情をもって対応することだよ.

2 行動変容技法を用いた対応法　★★

1）系統的脱感作法

・心身をリラックスさせ，不安・恐怖の刺激を弱いものから順次，強い刺激へと与えていき，それを克服させようとする方法のこと.

[例]

・Tell Show Do〈TSD〉法：神経質で心配性，恐怖心の強い3歳以上の正常発達児が対象となる.

2）オペラント条件づけ

・強化因子を与えたり，取り除いたりすることで望ましい行動を起こさせ，継続させる方法.

・ほめ言葉，顔の表情（ほほえみなど），親しみの表情などを用いる.

[例]

・トークンエコノミー法，レスポンスコスト法など.

3）モデリング法

・手本を見てもらったり，他人の行動を観察，模倣して行動様式を学習させる方法.

・同年齢の小児や兄弟をみせて，小児の競争心も起こさせ，協力的態度への変容をはかる.

[例]

・生モデリング：協力的な小児の診療場面を実際に見学させる.

・象徴モデリング：診療場面をビデオテープやスライド，フィルムなどに記録したものを観察させる.

7章

小児歯科学

❸ 鎮静減痛下での対応法　★

1) 前投薬
- 小児の不安，緊張，恐怖などが強い場合，治療前に<u>精神鎮静薬</u>などを飲ませ，安定した状態で治療を行う方法．
- 保護者への<u>説明と同意</u>，小児の健康状態，<u>既往の確認</u>，治療開始時に効果が出るように投与することが重要である．

2) 笑気吸入鎮静法
- 笑気<u>20～30</u>%，酸素<u>80～70</u>%の混合ガスを鼻マスクで吸入させる．
(1) 長所
- 不安，恐怖心が軽減する．
- 痛みの<u>閾値</u>が上昇する．
- 唾液の分泌が減少する．
- 嘔吐反射が<u>抑制</u>される．
- 患者との<u>対話</u>が可能である．
(2) 短所
- 鼻呼吸のできない者には使用できない．
- 鼻マスクが治療のじゃまになることがある．
- 完全な<u>無痛状態</u>は得られない (<u>局所麻酔必要</u>)
- 対話のできない人は適応外となる (重度心身障害児，<u>3歳未満の低年齢児</u>)．

3) 静脈内鎮静法

4) 聴覚減痛法
- 低年齢児が恐怖を感じるエンジン，タービン，バキュームなどの音刺激を遮断することを目的としている．

5) 全身麻酔下での対応
- 意思の疎通や治療への協力がまったく得られない<u>心身障害児</u>が適応となる．
- 術前検査が必要．
- 1回で口腔内すべての治療を行うため<u>処置内容</u>が制限される (感染根管治療などはできないため抜歯となる)．
- 術前，術後の<u>全身管理</u>が必要である．

❹ 非協力児への対応法　★

1) タイムアウト法
- 問題行動場面から，一定時間対象者を隔離する (ほかの個室などに入れる) ことにより問題行動の鎮静，消失をはかる方法．
- 攻撃的行動や破壊的行動をとった場合などに使用される．

2) ハンドオーバーマウス法
- 興奮して泣き叫び，術者の話を聞き入れようとしない小児に対して使用する．

- ・術者のほうに注意を向かせて，コミュニケーションがとれるようにするのに有効な方法.
- ・わがままな，3歳以上正常発達児が対象となるが，一種のショック療法なので頻繁には使用しない.
  - ①患児の口を片方の手の平でしっかりと覆い，泣き声が出ないようにする.
  - ②静かにしないと手が口から離れないことをいい聞かせる.
  - ③小児の興奮が治まってきたら，治療の必要性や静かになったら押さえるのをやめることをわかりやすく，静かに話す.
  - ④静かにすることが約束できたら手を離すが，再度泣き叫ぶ場合には繰り返す.
  - ⑤その日の目標を決め，そこまでは必ず行う.

3) 身体抑制法

- ・救急処置 (外傷や急性炎症など) が必要な場合に使用する.
- ・開口器の使用が必要となる.
- ・本法を適用する場合には事前に保護者の承諾を得ることが不可欠である.
- ・治療開始には，体の抑制が確実に行われていること，頸部圧迫や過度の締めつけがないことを確認する.
- ・治療時間は20分以内に留める.
- ・終了後は明るく笑顔で接し，頑張ったことをほめて帰す.
  - 例：人の手による方法，レストレイナー (ネット式) による方法，バスタオルや布などに包む方法，ベルトによる方法.

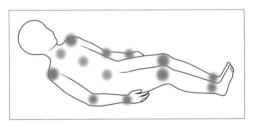

図　身体を固定する部位
内臓圧迫や骨折防止のため，頸部や胸部，腹部 (赤) を押さえてはならない.

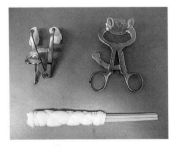

図　開口器[8]

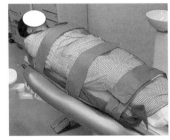

図　レストレイナー[8]

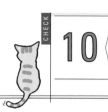

10 離乳期における咀嚼の発達段階

1 離乳期における咀嚼の発達段階 ★★

咀嚼月齢	1～4カ月	5～6カ月	7～8カ月	9～11カ月	1～3年	
特徴	・チュチュ ・舌飲み期	・パクパク ・ごっくん ・口唇食べ期	・もぐもぐ ・舌食べ期	・かみかみ ・歯ぐき食べ期	・かちかち ・歯食べ期	
口唇・舌（顎）の機能	・哺乳反射 ・舌の前後運動	・口唇を閉じて飲み込む ・舌の前後運動	・口唇を閉じて顎の上下運動 ・舌の上下運動	・口唇を閉じて咀嚼運動 ・舌の左右運動	・咀嚼運動の完成	
咀嚼能力	・咬合型吸啜 ・液体を飲める	・ドロドロのものを飲み込む	・数回もぐもぐして舌で咀嚼する	・歯ぐきで上手に咀嚼する	・歯で上手に咀嚼するが疲れやすい	
調理形態	・液体	・ドロドロ状	・舌でつぶせる固さ	・歯ぐきでつぶせる固さ	・歯でかみつぶせる固さ	
1回目安量 （穀類：野菜：タンパク＝100：40：30）	・ミルク ・140 ～200mL	・つぶしがゆから始める. ・すりつぶした野菜等も試してみる. ・慣れてきたら，つぶした豆腐・白身魚・卵黄等を試してみる.	・全がゆ ・50～80g	・全がゆ ・90～軟飯80g	・軟飯90～ご飯80g	穀類
			・20～30g	・30～40g	・40～50g	野菜・果
			・10～15g	・15g	・15～20g	魚
			・10～15g	・15g	・15～20g	又は肉
			・30～40g	・45g	・50～55g	又は豆腐
			・卵黄1～全卵1/3個	・全卵1/2個	・全卵1/2～2/3個	又は卵
			・50～70g	・80g	・100g	又は乳製
		5～6カ月	7～8カ月	9～11カ月	12～18カ月	

2 離乳 ★

- 母乳または育児用ミルクなどの乳汁栄養から幼児食へ流動食から固形食への移行過程のことを離乳という.
- 通常，摂食機能の十分発達した生後5～6カ月頃から開始する.
- 咀嚼や嚥下機能は徐々に獲得していくので，急ぎすぎると飲み込めなくなる.

> 離乳期における咀嚼の発達段階は「口唇食べ期」→「舌食べ期」→「歯ぐき食べ期」→「歯食べ期」と進行するよ.

1）離乳の進め方

（1）離乳の開始後ほぼ1カ月間
・離乳食の舌ざわりや味に慣れて飲み込めるようになることを目的とするので，1日1回としてその後に母乳または育児用ミルクを児の欲するだけ与えるようにする．

（2）離乳開始後1カ月を過ぎた頃
・離乳食は1日2回とし，徐々に固くする．

（3）生後7～8カ月頃
・舌でつぶせる固さのものを与え始める．
・児の欲するままに育児用ミルクを1日に3回程度与える．

（4）生後9カ月頃
・離乳食は1日3回とし歯ぐきでつぶせる固さのものを与え，食欲に応じて離乳食の摂取量を増加していく．
・離乳食とは別に鉄欠乏，腎への負担，タンパク質過剰などを考慮しつつ，児の欲するままに育児用ミルクを1日2回程度与える．
・栄養面では鉄の不足に十分配慮し赤身の魚や肉も与えるようにする．

3 離乳の完了 ★

・離乳の完了とは形のある食物をかみつぶすことができるようになり，エネルギーや栄養素の大部分が母乳または育児用ミルク以外の食物からとれるようになった状態のことをいう．
・生後12～18カ月頃である．
・食事は1日3回となり，そのほかに1日1～2回の間食を目安とする．
・母乳を自然に飲まなくなった場合には，育児用ミルクまたは牛乳を食事とは別にコップで与えるようにする．
・離乳の完了は母乳または育児用ミルクを飲んでいない状態を意味するものではない．

4 乳児期の栄養 ★

・乳児は腸内細菌叢が未成熟である．乳児ボツリヌス症を発症しやすいため，満1歳になるまでハチミツを与えない．
・母乳栄養ではビタミンKが不足しやすい．

Check Point

離乳各期における調理形態の目安は？

11 小児の口腔機能管理

1 小児の口腔機能管理 ★★

・18歳未満の口腔機能発達不全を認める者に対して，正常な口腔機能の獲得を目指す管理である．

2 口腔機能発達不全症 ★★

1）対象

・「食べる機能」，「話す機能」，「その他の機能」が十分に発達していないか，正常に機能獲得ができておらず，明らかな摂食機能障害の原因疾患がなく，口腔機能の定型発達において個人因子あるいは環境因子に専門的関与が必要な状態のもの．

2）病状

・咀嚼や嚥下がうまくできない，構音の異常，口呼吸などが認められるなど．
・患者には自覚症状があまりない場合も多い．

3）診断

・診断はチェックリストを用いて行う．
・チェックリストのA：機能における「食べる」，「話す」のC：項目において，2つ以上のD：該当項目にチェックがついたものを「口腔機能発達不全症」と診断する．
・なお，離乳完了前はC-1～C-9を，離乳完了後はC-1～C-6のC項目を1つ含むこととする．

3 「口腔機能発達不全症」チェックリスト ★★★

1）離乳完了前
(1)「食べる」機能発達不全
①哺乳
・視診による先天性歯（先天歯，出生歯）の有無，口唇・歯槽の形態異常の有無，舌小帯の異常の有無を確認する．
・また，乳首をしっかり口に含むことができているか否か，授乳時間，哺乳量と授乳回数について確認する．
②離乳
・通常乳歯の萌出前に離乳を開始している場合，首のすわりを確認する．スプーンを舌で押し出す状態になっていないか確認する．
(2)「話す」機能発達不全
①構音機能
・視診による口唇閉鎖不全の有無を確認する（安静時の口唇閉鎖の有無）．

(3)「その他」の機能発達不全

①栄養（体格）
・極端な身長・体重の異常がないかを確認する.
・必要に応じて，カウプ指数による評価（肥満，肥満傾向，正常範囲，やせぎみ，やせ）を行う（p.148参照）.

②その他
・口腔周囲に過敏があるか否かを確認する.
・原始反射，特に口腔周囲にみられる口唇探索反射や吸啜反射が残存している様子がみられるか確認する.
・指で口唇の近くを刺激すると頭を回して追いかける行動や口の中に指などを入れると吸い付く行動がみられるか確認する.

No.	氏名		生年月日	年　　月　　日	年齢	歳　　か月

A 機能	B 分類	C 項目		D 該当項目	指導・管理の必要性
食べる	哺乳	C-1　先天性歯がある		☐	☐
		C-2　口唇、歯槽の形態に異常がある（裂奇形など）		☐	
		C-3　舌小帯に異常がある		☐	
		C-4　乳首をしっかり口にふくむことができない		☐	
		C-5　授乳時間が長すぎる、短すぎる		☐	
		C-6　哺乳量・授乳回数が多すぎたり少なすぎたりムラがある等		☐	
	離乳	C-7　開始しているが首の据わりが確認できない		☐	☐
		C-8　スプーンを舌で押し出す状態がみられる		☐	
話す	構音機能	C-9　口唇の閉鎖不全がある（安静時に口唇閉鎖を認めない）		☐	☐
その他	栄養（体格）	C-10　やせ、または肥満である 　　（カウプ指数：{体重(g)/身長(cm)^2}×10　で評価）* 現在　　　　体重　　　　g　身長　　　　cm 出生時　　　体重　　　　g　身長　　　　cm 　　　　　　　　　　　　　　カウプ指数：___		☐	☐
	その他	C-11　口腔周囲に過敏がある		☐	☐
		C-12　上記以外の問題点 （　　　　　　　　　　　　　　　　　）		☐	

＊「上記以外の問題点」とは口腔機能発達評価マニュアルのステージ別チェックリストの該当する項目がある場合に記入する.

図　「口腔機能発達不全症」チェックリスト（離乳完了前）

（日本歯科医学会：口腔機能発達不全症に関する基本的な考え方. 令和6年3月.）

2) 離乳完了後（18カ月以降）

- ・口唇の閉鎖力検査
- ・口唇閉鎖力が十分に発達していない小児に対しては，必要に応じて3カ月に1回の
ペースで口唇閉鎖力の測定を行う．
- ・舌圧測定により低舌圧の評価をする．

(1)「食べる」機能発達不全

①咀嚼機能
- ・視診による歯冠崩壊歯（重症う蝕，破折歯）・喪失歯の有無，機能的因子による歯
列・咬合の異常の有無を確認する．
- ・また，咀嚼時の偏咀嚼の有無，咀嚼回数，咀嚼時の咬筋を触診する．

②嚥下機能
- ・嚥下時の表情筋緊張の有無，舌の突出嚥下（異常嚥下癖）の有無を確認する．

③食べ方（食行動）
- ・食べこぼしたり，むせたり，自分で食べようとしなかったり，偏食，食べむらなど
がないかを確認する．

(2)「話す」機能発達不全

①構音機能
- ・視診・口唇閉鎖力検査による口唇閉鎖不全，舌小帯の異常の確認，「パ・タ・カ・
ラ・サ」行の音の置き換え，母音化の有無等の発音時の観察と発音異常の有無を確認
する．

(3)「その他」の機能発達不全

①栄養（体格）
- ・極端な身長・体重の異常がないかを確認する．
- ・必要に応じて，カウプ指数（p.148参照）による評価（肥満，肥満傾向，正常範囲，や
せぎみ，やせ），またはローレル指数（p.148参照）による評価（肥満，肥満気味，標
準，やせぎみ，やせ），食事の内容調査（摂取栄養調査）を行う．

②その他
- ・口呼吸の有無：正常な鼻呼吸ではなく，鼻性口呼吸，歯性口呼吸，習慣性口呼吸の
有無を確認する．
- ・口蓋扁桃等の肥大の有無等を確認する．

A 機能	B 分類	C 項目	D 該当項目	管理の 必要性
	No.	氏名 　　　　　　生年月日 　年　月　日　年齢　　歳　月		

A 機能	B 分類	C 項目	D 該当項目	管理の 必要性
食べる	咀嚼機能	C-1 歯の萌出に遅れがある	☐	☐
		C-2 機能的因子による歯列・咬合の異常がある	☐	
		C-3 咀嚼に影響するう蝕がある	☐	
		C-4 強く咬みしめられない	☐	
		C-5 咀嚼時間が長すぎる、短すぎる	☐	
		C-6 偏咀嚼がある	☐	
	嚥下機能	C-7 舌の突出（乳児嚥下の残存）がみられる（離乳完了後）	☐	☐
	食行動	C-8 哺乳量・食べる量、回数が多すぎたり少なすぎたりムラがあるなど	☐	☐
話す	構音機能	C-9 構音に障害がある（音の置換、省略、歪みなどがある）	☐	☐
		C-10 口唇の閉鎖不全がある（安静時に口唇閉鎖を認めない）	☐	
		C-11 口腔習癖がある	☐	
		C-12 舌小帯に異常がある	☐	☐
その他	栄養 （体格）	C-13 やせ、または肥満である 　　（カウプ指数、ローレル指数**で評価） 　　現在　　体重　　　kg 身長　　　cm 　　カウプ指数 ・ ローレル指数：	☐	☐
	その他	C-14 口呼吸がある	☐	☐
		C-15 口蓋扁桃等に肥大がある	☐	
		C-16 睡眠時のいびきがある	☐	
		C-17 舌を口蓋に押しつける力が弱い（低舌圧である）	☐	
		C-18 上記以外の問題点 （　　　　　　　　　　　　　　　　　　　　　　　）	☐	
口唇閉鎖力検査　（ _____N）			☐	☐
舌圧検査　（ _____kPa）			☐	☐

「上記以外の問題点」とは口腔機能発達評価マニュアルのステージ別チェックリストの該当する項目がある場合に記入する。

図　「口腔機能発達不全症」チェックリスト（離乳完了後）

（日本歯科医学会：口腔機能発達不全症に関する基本的な考え方. 令和6年3月.）

4 口腔機能発達不全症の診断と管理の概要 ★★

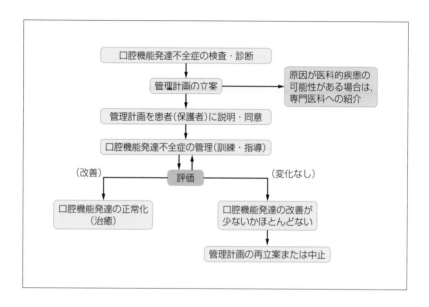

8章

高齢者歯科学

POINT

わが国の高齢社会に伴い，歯科衛生士が活躍する場面やニーズが急激に増えてきています．そのため，国家試験でもこの分野の出題が増えています．

わが国の人口構成や変動，そして，加齢に伴う高齢者特有の疾患や特性について，しっかり把握しておきましょう．

また，摂食嚥下については，生理学の知識，さらにはスクリーニング検査などについても，学習しておく必要があります．

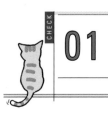

01 高齢社会

1 高齢化率の変動 ★★

(1) **高齢化率**：全人口に対する高齢者の比率
(2) **高齢化社会**：7%以上14%未満
(3) 高齢社会：14%以上21%未満
(4) 超高齢社会：21%以上
(5) **年少者**：0〜14歳
(6) **高齢者**：65歳以上 (前期高齢者：65〜74歳, 後期高齢者：75歳以上, 超高齢者：85歳以上)

・人口構造の老年化の程度を表す指標に老年化指数がある. 年少人口 (0〜14歳) 100人に対する老年人口 (65歳以上) の比率である.
・現在の日本は超高齢社会である.

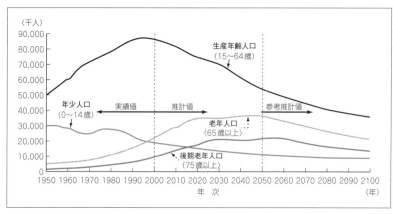

図　年齢3区分別人口の推移

2 死亡原因 ★★★

・令和2年の死亡原因は, 1位：悪性新生物, 2位：心疾患, 3位：老衰, 4位：脳血管疾患, 5位：肺炎で, 主要4死因 (悪性新生物, 心疾患, 脳血管疾患, 肺炎) が大きな割合を占める. **CP①**
・90歳以上は老衰と心疾患が多い.

3 ノーマライゼーション (p.200参照) ★★

・適応力の乏しい障害者や高齢者ができる限り<u>健常者と同じ生活</u>を営めるようにしようとする社会福祉の基本理念である.
・ノーマライゼーションを踏まえた地域保健の具体的展開には, 疾病や障害を知るだけでなく,「<u>生活機能</u>」に着目しなければならない.

4 高齢者の QOL〈Quality of Life〉(p.200参照) ★★

・<u>QOL</u>〈Quality of Life〉は「<u>生活の質</u>」,「命 (生命) の質」などと訳される. CP②
・生命の面からは"長さ"ではなく"質", 生活の面からは"生きがい"や"期待", 人生の面からは"社会生活"や"人生"を重要視する.

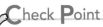

Check Point

① わが国の死因第1位は？

② QOL とは何？

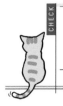
1 加齢と老化 ★

(1) **加齢**：発育過程での変化 (時間の経過)
(2) **老化**：成熟後の時間経過に伴う生体機能の低下 (加齢変化)
・高齢者の加齢変化 (老化) は，生活してきた環境や病気，ストレスなどが影響するため個人差がある.

2 身体的特性 ★

・さまざまな慢性疾患を有していることが多く，疾患の種類や程度，服用している薬剤によって歯科治療方針や内容が異なる (全身管理).
・全身疾患については，医師からの医療情報が必要となる (医科歯科連携).
・寝たきり高齢者は歯科医院への通院が困難であるため，往診や訪問診療で対応する.入院施設が整っている病院での歯科診療が必要なこともある (病診連携).
・身体的機能や免疫機能が低下している.

3 精神的特性 ★

・長い人生経験からしっかりとした信念をもつ反面，融通が利きにくい部分もある.
・職業からの解放や家族，友人の死亡などにより喪失感が大きくのしかかっている場合もあり，それが原因で異常行動や異常反応を示すことがあるので，行動や反応の背景にあるものを考慮しながら対応する.

4 能力的特性 ★

・一般的にさまざまな能力が衰えているが，低下の程度は個人差が大きい.
・瞬時の反応が要求される精神運動能力 (流動性知能) は低下する.
・広い視野に立った知識や情報分析能，言語能力のような文化的な技量が要求される能力 (結晶性知能，高次機能) は向上する.

5 社会的特性 ★

(1) **離脱**：社会生活における役割の喪失に重点を置いた見方.
(2) **活動**：役割を終えて自己決定の下に生活できる喜びに重点を置いた見方.
・健康でも活動的な意識をもてない人は，老化をうまく受けとめることができず，うつ症状を呈することがある.

6 主な老化現象（加齢変化）　★★★

- ・中枢神経系の機能低下
- ・視力低下
- ・聴力・嗅覚・味覚の低下（閾値の上昇）
- ・唾液分泌量減少
- ・肺活量減少
- ・機能的残気量の増加
- ・胃酸分泌の減少
- ・肝機能・腎機能の低下
- ・皮下脂肪減少
- ・骨密度の低下
- ・骨量減少
- ・免疫機能の低下
- ・基礎代謝量の減少　CP

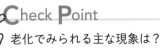

Check Point

老化でみられる主な現象は？

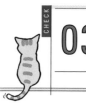

03 高齢者に多い疾患，特有の疾患

1 高血圧症　★★★

1）症状・特徴

- 原因不明の<u>本態性</u>高血圧症と，腎疾患，内分泌疾患，心臓血管疾患などに伴う<u>二次性</u>高血圧症がある．
- 高齢者では本態性高血圧症が多い．
- 収縮期圧が上昇する収縮期高血圧が特徴である．
- 血圧変動が激しく，精神的緊張によって著明に上昇する．

2）治療

- 主に生活習慣の改善と降圧薬などの薬物療法を行う．

2 糖尿病　★★★

1）症状・特徴

- インスリン分泌不全による<u>1</u>型糖尿病と，インスリンの作用が十分に発揮できない<u>2</u>型糖尿病がある．
- 高齢者で発症する糖尿病は<u>2</u>型糖尿病である．
- <u>体重減少</u>，<u>多尿</u>，<u>多飲</u>，<u>口渇</u>，<u>倦怠感</u>，<u>易感染性</u>などの症状を示す．
- 網膜症や腎症，神経障害などの慢性合併症を発症することがある．

2）治療

- 食事療法や運動療法を中心とした生活習慣の改善が治療の主体となる．
- 薬物療法や<u>インスリン</u>療法を行うこともある．

3 虚血性心疾患　★★

1）症状・特徴

- 冠動脈の動脈硬化により，内腔の狭窄や閉塞を生じ，心筋への血流の低下，壊死を起こす（心筋梗塞）．
- 狭心症では心筋虚血，胸痛や心窩部痛，背部痛などが生じることもある．

2）治療

（1）**狭心症発作**：数分で回復し，<u>ニトログリセリン</u>の舌下投与が有効．
（2）**心筋梗塞**：胸痛が30分以上持続し，ニトログリセリンは無効．

4 不整脈　★★

1) 症状・特徴
・心拍数の異常な増加または減少，不規則な心拍がみられる．
・高齢者では上室性期外収縮，心房細動，房室ブロックなどがみられる．

5 脳血管障害　★★

1) 症状・特徴
・脳内血管の閉塞 (一過性脳虚血発作，脳梗塞) と脳血管の破綻による出血 (脳出血，くも膜下出血) がある．
・脳梗塞の症状は，梗塞部位によってさまざまで，脳全体の機能低下による意識障害，障害を受けた部位に起こる種々の脱落症状 (感覚障害，運動麻痺，自律神経障害など) などがみられる．

2) 治療
・抗血栓療法．抗凝血薬 (ワルファリン) を服用していることが多く，観血的処置には十分な注意が必要となる．

6 認知症　★★★

1) 症状・特徴
・高齢者の認知症は，約半数がアルツハイマー型認知症，次いで血管性認知症，レビー小体型認知症，前頭側頭型認知症の順である．
・認知症で生じる精神症状には中核症状と周辺症状がある．
(1) 中核症状：記憶障害，判断力の障害，失語，失行，失認などの認知機能障害，見当識障害，実行機能障害が含まれる．
(2) 周辺症状：中核症状によって二次的に出現する，せん妄や徘徊，心気，焦燥などの精神症状や行動障害である．

2) 評価
・認知症に対する評価は大きく分けて2種類ある．1つは対象者へ直接質問する様式のものと，観察式のものである．
(1) 質問式スケール：主に認知症診断を目的として診療室などで使用され，改訂長谷川式簡易知能評価スケール〈HDS-R〉，MMSE〈Mini Mental State Examination〉がある．
(2) 観察式スケール：FAST〈Functional Assessment Staging〉，N式老年者用精神状態尺度やCDR〈Clinical Dementia Rating〉がある．

3) 治療
・認知症の根本的治療薬はなく，進行を遅らせる薬が複数認可されている．

［老化による物忘れと認知症による物忘れ］

老化による物忘れ	認知症による物忘れ
・体験の一部分を忘れる	・体験の全体を忘れる
・ヒントがあれば思い出せる	・ヒントがあっても思い出せない
・記銘力低下が主で，想起障害は目立たない	・記銘力障害とともに想起障害もみられる
・物忘れを自覚している	・物忘れの自覚に乏しい
・捜し物を努力してみつけようとする	・捜し物を誰かが盗ったと言うことがある
・見当識障害はみられない	・見当識障害がみられる
・作り話はみられない	・しばしば作り話がみられる
・日常生活に支障はない	・日常生活に支障をきたす
・きわめて徐々にしか進行しない	・進行性である

年齢とともに記憶力は衰えるけど，認知症のない高齢者では，判断力・行動力・社会性は期待されるよ．

7 うつ病 ★★

1）症状・特徴

・抑うつ気分や不安・焦燥，精神活動の低下，食欲低下，不眠症などを特徴とする精神疾患．気分障害の一種である．

2）治療

・うつ状態に対しては，抗うつ薬による薬物療法を行う．

8 関節リウマチ ★★

1）症状・特徴

・自己免疫の異常による膠原病の1つ（自己免疫疾患）．

・主に手足の関節に発症し，関節痛や関節に変形がみられる．

・朝のこわばり，微熱，全身倦怠感，易疲労性などの症状を示す．

関節リウマチは女性に多くみられるよ．

2）治療

・薬物療法〔非ステロイド性抗炎症薬〈NSAIDs〉や副腎皮質ステロイド〕が中心となる．

・理学療法や運動療法などのリハビリテーションも行われる．

9 骨粗鬆症 ★★

1）症状・特徴

・骨量減少と骨組織の微少構造の破綻を特徴とする疾患である．

・老人性骨粗鬆症では，骨芽細胞の機能低下による骨形成量の低下と，腸管からのカルシウム吸収低下による骨量の減少がみられる．

2）治療
(1) 閉経後骨粗鬆症：<u>エストロゲン</u>投与
(2) 老人性骨粗鬆症：<u>カルシトニン</u>，<u>活性型ビタミンD₃</u>，<u>ビスホスホネート</u>製剤など

🔟 Parkinson〈パーキンソン〉病　★★★

1）症状・特徴
- 脳内伝達物質である<u>ドーパミン</u>の減少によって生じる神経変性疾患である．
- 運動性の活動と精神性の活動のどちらも低下し，スムーズな運動ができなくなる．
- 中高年以降に発症し，①手足が<u>震える</u>，②<u>動作が緩慢</u>となり表情変化が乏しくなる，③<u>前傾姿勢</u>になり転びやすい，④<u>筋肉の緊張</u>が亢進してこわばる．

2）治療
- 治療には薬物療法が行われ，ドーパミンを補充する薬物やドーパミンの代謝を阻害する薬剤を用いる．
- 薬物の副作用として<u>オーラルディスキネジア</u>〈不随意運動〉があり，口をモグモグさせる，舌を突出させる，口すぼめ開口などの症状が出る．

🔟 フレイル　★★★

- <u>フレイル</u>〈虚弱〉は健康な状態と要介護状態の中間に位置し，身体的機能や認知機能の低下がみられる状態のことをさすが，適切な治療や予防を行うことで要介護状態に進まずに済む可能性がある．
- 筋力低下などの身体的要素，認知症やうつなど精神的・心理的要素，独居や経済的困窮などの社会的要素で構成されるため，フレイルの進行を予防するためには，これらの3つの側面から総合的にみて対応する必要がある．

> **【Friedらのフレイルの評価基準】**
> ①<u>体重減少</u>
> ②<u>主観的疲労感</u>
> ③<u>日常生活活動量の減少</u>
> ④<u>身体能力（歩行速度）の減弱</u>
> ⑤<u>筋力（握力）の低下</u>

🔟 サルコペニア　★★★

- <u>サルコペニア</u>は筋肉量減少，筋減弱症の意味である．
- 筋肉量減少を認め，<u>筋力低下</u>（握力低下）もしくは<u>身体機能低下</u>（歩行速度 0.8 m/s 以下）を認めた場合にサルコペニアと診断する．
- 加齢のみが原因の場合を一次性サルコペニア，活動，栄養，疾患が原因の場合を二次性サルコペニアと分類し，二次性サルコペニアでは<u>低栄養</u>のことが多い．

🔢 口腔機能低下症　★★★

・<u>口腔機能低下症</u>は，いくつかの口腔機能の低下による複合要因によって現れる病態である．
・口腔機能低下症の検査には，①口腔衛生状態，②口腔乾燥，③咬合力，④舌口唇運動機能，⑤舌圧，⑥咀嚼機能，⑦嚥下機能の7項目がある．ｃP①
・7つの検査のうち<u>3</u>項目以上に「該当あり」の場合に口腔機能低下症と診断する．

検査項目	内容
①口腔衛生状態不良	舌背上の微生物数または<u>Tongue Coting Index〈TCI〉</u>を用いて舌苔の付着程度を評価する．
②口腔乾燥	<u>口腔粘膜湿潤度</u>(ムーカスを用いる)または<u>唾液量</u>(サクソンテスト)で評価する．
③咬合力低下	<u>咬合力検査</u>で評価する．
④舌口唇運動機能低下	<u>オーラルディアドコキネシス</u>により評価する．
⑤低舌圧	舌圧測定器を用いた<u>舌圧測定</u>により評価する．
⑥咀嚼機能低下	<u>咀嚼能力検査</u>(グルコース溶出量)または<u>咀嚼能率スコア法</u>により評価する．
⑦嚥下機能低下	<u>嚥下スクリーニング検査</u>(<u>EAT-10</u>)または自記式質問票(聖隷式嚥下質問紙)のいずれかで評価する．

CP②

(日本歯科医学会：令和6年3月)

Check Point

① 口腔機能低下症の検査項目は何がある？

② オーラル・ディアドコキネシスは何を評価する？

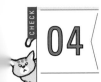
04 高齢者に多い口腔領域の疾患

1 複数歯の根面う蝕，残根状態 ★

・歯肉退縮により歯根面が露出し，露出面にプラークが付着し<u>根面う蝕</u>を誘発する．
・根面う蝕の放置は歯冠破折を招き，残根状態となる．

2 歯周疾患 ★★

・罹患程度は，生活習慣や免疫力の差異により個体差が著しい．
・発症要因には，口腔清掃不良による不潔性歯周炎や全身疾患由来の歯周炎（糖尿病や<u>Ca拮抗薬の服用</u>など）がある．

3 粘膜疾患 ★★

1）アフタ性口内炎

・<u>ウイルス</u>，細菌，食物，咬傷，アレルギー，<u>消化器疾患</u>，ホルモン，<u>精神的ストレス</u>，免疫異常などさまざまな原因により発症する．
・<u>舌</u>，<u>口唇</u>，歯肉，頬粘膜に好発する．
・治療は，対症療法として<u>副腎皮質ステロイド</u>の塗布や，口腔清掃，含嗽などを行う．
　＊アフタ：楕円形の偽膜性小潰瘍で，潰瘍の周辺には炎症性発赤（紅暈）・浮腫を伴うもの

2）舌苔

・舌背部に食物残渣，唾液性分，細菌，剥離上皮などが堆積したもので，自覚症状はない．
・口腔疾患，摂食・嚥下障害，薬物の副作用による口渇などで発生する．
・<u>口臭</u>の原因となる．

4 口腔乾燥 ★★★

・高齢者の唾液分泌量は，成人に比べ<u>減少</u>する．
・口腔乾燥や口渇感は，<u>降圧薬</u>，<u>抗精神病薬</u>，<u>抗コリン薬</u>，<u>抗ヒスタミン薬</u>などの薬剤の副作用によるところが大きい．
・口腔乾燥は，咽頭部の残留感，嚥下困難，舌の痛みなどの訴えを伴う．

5 口臭症 ★★★

1) 口臭の原因物質

（1）タンパク分解物

①アミン類，アンモニア，インドール，スカトール

②揮発性硫化物（硫化水素，メチルメルカプタン，ジメチルサルファイド）CP

③揮発性脂肪酸（酢酸，プロピオン酸，酪酸）

（2）アセトン，メタノール，エタノール

口臭の原因物質にはいくつかあるよ．口腔衛生状態不良や歯周疾患などで生じる硫化水素やジメチルサルファイドが口臭の約90％以上を占めるにゃ．

Check Point

揮発性硫黄化合物には何がある？

CHECK 05　高齢者の歯科治療

1 口腔領域の加齢変化の問題点　★★

- 根面う蝕の多発
- 口腔粘膜疾患の発生
- 放置されたう窩のプラーク堆積
- 多数歯残根
- 歯肉退縮・根面露出
- 歯槽骨吸収
- 顎骨の形態変化
- 義歯の不適合

2 全身状態の把握 (バイタルサインとモニタリング)　★★

1) 呼吸

- 呼吸数および深さやリズム，チアノーゼや口臭も確認する．

2) 体温

- 麻痺がある場合は，健側の腋窩で測定する．

3) 脈拍

- 通常は，橈骨動脈で測定するが，困難な場合は頸動脈や上腕動脈で測定する．

4) 血圧

- 血圧計はマンシェットと心臓の位置を同じ高さにする．
- 最高血圧は仰臥，座位，立位の順に低下する．

5) パルスオキシメータ (p.122参照)

- 経皮的動脈血酸素飽和度〈SpO2〉を指先で計測する装置である．
- 濃度が95%以下の場合は歯科医師に報告する．

6) 心電図

- 不整脈波形などの異常がみられる場合は歯科医師に報告する．

高齢者の脈拍数は，成人に比べて少ないのが特徴．体温も低下するよ．

3 疾病状況を考慮した歯科診療補助 ★★

1）高血圧症
- ・心身ともに安静な状態でバイタルサインを確認する.
- ・血圧の変動が起こらないように，不安感，恐怖心を取り除く.
- ・表面麻酔などを使用し，疼痛管理を行う.
- ・降圧薬服用の有無を確認する.

2）心疾患
- ・緊張感や不安感による血圧や心拍数の上昇がみられるため注意する.
- ・精神的ストレスは発作の大きなリスクファクターとなる.
- ・治療中はバイタルサインを把握し，治療時間を短くする.
- ・発作は午前中の早い時間に起こりやすいので，診療は<u>午後</u>がよい.
- ・超音波スケーラー，電気的根管長測定器，電気メスなどは，<u>ペースメーカー</u>に影響 を及ぼすことがあるので，取り扱いに注意する.

3）脳血管障害
- ・後遺症により，移乗や歩行に障害のある場合が多い.
- ・チェアの角度の調整や体位の保持などに配慮する.

4）呼吸器系疾患
- ・共通する症状は<u>呼吸困難</u>である.
- ・可能な限り，治療は<u>座位</u>で行う.
- ・慢性気管支炎の患者では，咳や痰が歯科治療の妨げになることがある.
- ・<u>ステロイド</u>の長期間投与患者は，術後感染や血圧変化に注意する.

5）糖尿病
- ・唾液分泌量の減少，グルコース値の上昇，口腔粘膜の乾燥により，細菌感染しやす い.特に口腔ケアが必要となる.
- ・出血しやすく，止血しにくいので，観血的処置では注意する.
- ・易感染性，免疫力の低下がみられる.感染予防に留意する.
- ・空腹による低血糖に注意し，治療は<u>午前中</u>の早い時間にするとよい.
- ・<u>HbA1c</u>の値に気をつける.

6）うつ
- ・何事にも億劫となり，口腔清掃も行き届かなくなることがある.
- ・口腔清掃指導も心理的な負担となることがあるので，「頑張りましょう」などの励ま す文言は禁句である.
- ・<u>口腔乾燥</u>を呈している患者が多いので，保湿剤で湿らせるなどする.

4 標準予防策〈standard precautions〉 ★★★

- ・標準予防策〈スタンダードプレコーション〉とは，血液や体液，排泄物などのすべてを感染源として扱い，感染防止策を講じるものである． CP①
- ・病原体が発見されていなくても，すべての患者に対して行う．

5 ヒヤリ・ハット（インシデント） ★★

- ・患者に障害を及ぼすことはなかったが，日常，診療の現場でヒヤリとしたり，ハットした事例を示す． CP②

6 アクシデント（医療事故） ★★

- ・事の大小や過失の有無を問わず，医療従事者が予測しなかった悪い結果が患者に発生した事例を示す． CP②

7 医療危機管理（リスクマネジメント） ★★

- ・個人ではなく，組織全体で取り組む．
- ・リスクの把握→分析→対応→評価というシステムづくりが重要である．
- ・事故は起こるものという前提で防止策を講じる．
- ・ヒヤリ・ハットの体験報告は，アクシデントの発生防止につながる．

Check Point

① スタンダードプレコーションって何？

② インシデントとアクシデントの違いは何？

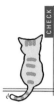

高齢者の摂食嚥下障害とリハビリテーション

1 摂食嚥下　★★★

・食物を認知し口腔内へ移送し，咀嚼により形成された食塊が，口腔内から咽頭，食道を経て胃の中に送り込まれるまでの一連の過程.

　・①先行期 → ②準備期 → ③口腔期 → ④咽頭期 → ⑤食道期の過程をさす.

2 摂食嚥下の5期　★★★

①先行期	・目や鼻で食物を認識し，口腔内に取り込むまでの時期. ・食物の性質などを判断する.
②準備期 （咀嚼期）	・口腔内に取り込まれた食物を咀嚼し，食塊形成する時期.
③口腔期	・口腔から咽頭までの時期で，自分の意志により途中で止めることができる.
④咽頭期	・咽頭から食道までの時期で，舌根や咽頭が刺激され，嚥下反射が誘発される. ・一度誘発された嚥下反射を途中で止めることはできない. ❶舌の後部挙上（咽頭腔と口腔の遮断）， ❷軟口蓋の挙上による咽頭腔と鼻腔の遮断（鼻咽腔閉鎖）， ❸耳管咽頭口が開く（鼓室の内圧と外耳の外気圧とを等しくする）， ❹咽頭の前上方への引き上げ，喉頭蓋の下方回転（咽頭口閉鎖）と声門閉鎖による一時的無呼吸（嚥下性無呼吸）， ❺咽頭筋収縮による食塊の食道への移送.
⑤食道期	・食塊が食道に押し込まれてから，胃に送られるまでの時期. ・食道壁では蠕動運動がみられる.

CP

> 従来，摂食嚥下のプロセスはLopoldらが提唱した5期モデルで説明されていたけど，その後，準備期の咀嚼機能が営まれている間に一部の食塊が咽頭に流入することがわかったことから，プロセスモデルも用いられるようになってきているよ.

Check Point

食塊形成を行うのは何期？

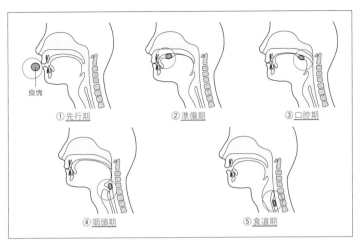

食塊

①先行期　　　②準備期　　　③口腔期

④咽頭期　　　⑤食道期

図　摂食嚥下の5期モデル

3 摂食嚥下障害　★★

1) 器質的障害
・舌や顎など摂食嚥下器官の形態に障害があるものをいう.

2) 機能的障害
・器官に形態的異常がなくても, それらを司る神経-筋系統の障害で摂食嚥下障害を起こしている場合.

(1) 機能的障害の特徴：摂食嚥下の各時期によって特徴が異なる.

①先行期の障害	・食物を見ても反応しない.　・絶え間なく食物を口に運ぶ. ・食物以外の物を口に入れる.
②準備期 （咀嚼期） の障害	・口の中に食物を取り込めない（捕食不良）. ・口蓋や歯面に食物が付着している. ・舌や頰粘膜を頻繁に嚙んでしまう.　・片側のみで嚙む.
③口腔期の障害	・盛んにもぐもぐするが一向に飲み込まない. ・飲み込んだと思い口を開けてみると, 食塊が口蓋や舌に残っている. ・自然嚥下が起きにくいため, 咽頭壁や口蓋に泡状の唾液を絶えず満たしている. ・口唇閉鎖不良を伴うと流涎を呈する.
④咽頭期の障害	・誤嚥や不顕性誤嚥の恐れがある. 【不顕性誤嚥の特徴】 　・食事が進むにつれて痰が絡むような声になる（湿性嗄声） 　・活動性や意識レベルが低下する　・発熱を繰り返す
⑤食道期の障害	・食道の蠕動運動に障害があるため食塊が逆流しやすく, 胃食道逆流症を起こしやすい. ・寝たきりなどで仰臥位の時間が長い人では, 不顕性な逆流性誤嚥による肺炎が高頻度でみられる. ・蠕動運動が緩慢なため, 嚥下反射がなかなか生じず, 食事に時間がかかる.

4 摂食嚥下機能のスクリーニング検査　★★★

1) 反復唾液嚥下テスト〈RSST：Repetitive Saliva Swallowing Test〉

・喉頭隆起および舌根部にそれぞれ指腹をあて，唾液を連続して嚥下するよう指示し，30秒間で何回嚥下できるかを観察する．
・3回未満であれば嚥下障害の可能性が高いと判断する．

2) 改訂水飲みテスト〈MWST：Modified Water Swallowing Test〉

・冷水3mLをシリンジを用いて口腔底に注ぎ，嚥下するように指示し，可能なら追加して2回嚥下運動をしてもらい，最も悪い嚥下活動を評価する．
・評価が4以上の場合は，「問題ない」と判断する．

> 【評価基準】
> 判定不能：口から出す，無反応
> 1. 嚥下なし，むせる and / or 呼吸切迫
> 2. 嚥下あり，呼吸切迫 (不顕性誤嚥の疑い)
> 3. 嚥下あり，呼吸良好，むせる and / or 湿性嗄声
> 4. 嚥下あり，呼吸良好，むせない
> 5. 4に加え，反復嚥下が30秒以内に2回可能

3) 段階的フードテスト〈FT：Food Test〉

・茶さじ1杯 (約4g) のプリン，粥，液状食品を閉口しながら舌背前部に取り込んでもらう．その後2回嚥下を指示し，舌背を中心に口腔内を観察する．
・嚥下動作は最も悪い場合の嚥下活動を評価する．

> 【評価基準】
> 1. 嚥下なし，むせる and/or 呼吸切迫
> 2. 嚥下あり，呼吸切迫 (不顕性誤嚥の疑い)
> 3. 嚥下あり，呼吸良好，むせる and/or 湿性嗄声 and/or 口腔内残留中等度
> 4. 嚥下あり，呼吸良好，むせない，口腔内残留ほぼなし
> 5. 4に加え，反復嚥下が30秒以内に2回可能

4) 頸部聴診

・外部からの観察が難しい摂食嚥下評価では，頸部聴診によって得られる呼吸音と嚥下音が重要な情報となる．
・呼吸音と嚥下音の両者を聴診するため，頸部の側方で食道入口部に近い部分である輪状軟骨の外側付近に聴診器を設置する．
・嚥下時の泡立ち音やムセに伴う喀出音が聴取された場合には，誤嚥を疑う．

5) 咳テスト

・喉頭周囲の感覚低下や重度の摂食嚥下障害によって常時唾液を誤嚥しているような場合，咳嗽反射が消失していることがある．咳嗽反射のない誤嚥を不顕性誤嚥という．
・咳テストは，不顕性誤嚥の原因となる咳嗽反射の有無を評価する．
・クエン酸生理食塩水水溶液を超音波ネブライザーにて噴霧させ，噴霧したクエン酸を吸入させる．

6) Eating Assessment Tool〈EAT-10〉

- EAT-10 は摂食嚥下障害のスクリーニング質問紙である. 嚥下時の症状や体重の減少などに関する 10 項目の質問に対して患者の自覚症状を問うものである.
- 合計得点 3 点以上で「嚥下障害の疑いあり」と評価する.

5 摂食嚥下機能の精密検査　★★★

1) 嚥下造影検査〈VF：Videofluorography〉

- エックス線透視下で造影剤入りの食塊を嚥下させ, 口腔, 咽頭, 食道の機能, 構造の異常, 食塊の動きを評価する方法.

2) 嚥下内視鏡検査〈VE：Videofluoroscopic examination of swallowing〉

- 鼻咽頭喉頭ファイバースコープを用いて嚥下諸器官, 食塊の動態などを観察する方法.

6 摂食機能療法 (p.212参照)　★★★

1) 間接（基礎）訓練

- 食物を使わずに行う基本的な訓練.
- 摂食嚥下に関わる器官の働きを改善させることを目的とする.
- 直接訓練に比べ, 誤嚥や窒息のリスクは少なく, 経口摂取を行っていない人にも試行できる.
- 摂食嚥下体操 (食前の準備体操), 寒冷刺激訓練 (咽頭部のアイスマッサージ), メンデルソン手技, 頭部挙上訓練 (シャキア法), 声門閉鎖訓練 (喉頭内転運動), ガムラビング, 舌訓練, ブローイング訓練などがある.

2) 直接（摂食）訓練

- 食物を使って行う訓練.
- 摂食嚥下機能を高めることを目的とする.
- 直接訓練の基本は, 食物の選択, 適切な姿勢の選択, 代償手段・テクニックの導入である.
- 嚥下訓練, 捕食訓練, 水分摂取訓練, 自食訓練などがある.

7 誤嚥性肺炎　★★★

- 細菌が唾液や胃液と共に肺に流れ込んで生じる肺炎をいう.
- 高齢者に多く発症し, 再発を繰り返す特徴がある.
- 脳卒中や全身麻痺, あるいは麻痺などの症状のない脳梗塞において, 咳反射や嚥下反射の神経活動が低下して起こる.

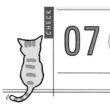

高齢者の状態の把握

1 日常生活動作〈ADL〉 ★★★

- ADL〈日常生活動作〉は1人の人間が独立して生活するために毎日繰り返される一連の身体的動作群をさす.
- Barthel Index は ADL 評価法であり，①食事，②移乗，③整容，④トイレ動作，⑤入浴，⑥歩行，⑦階段昇降，⑧更衣，⑨排便コントロール，⑩排尿コントロールの10項目を，「自立」，「部分介助」，「全介助」の3段階で評価する.

2 機能的自立度評価法〈FIM〉 ★★

- FIM（機能的自立度評価法）は，Barthel Index が「できる」ADL を評価するのに対し，実際に「している」ADL を記録することで，介助量の測定が可能である.

1）FIM 運動項目〈Motor Items〉
(1) セルフケア：食事，整容，清拭，更衣・上半身，更衣・下半身，トイレ動作
(2) 排泄コントロール：排尿管理，排便管理
(3) 移乗：移乗（ベッド・椅子・車椅子），移乗（トイレ），移乗（浴槽・シャワー）
(4) 移動：歩行・車椅子，階段

2）FIM 認知項目〈Cognitive Items〉
(1) コミュニケーション：理解，表出
(2) 社会的認知：社会的交流，問題解決，記憶

3 手段的日常生活動作〈IADL〉 ★★★

- セルフケアや移動以外の食事準備や洗濯といった独居に必要な動作をいう.
- IADL は，①電話の使用，②買い物，③食事の支度，④家屋維持，⑤洗濯，⑥外出時の移動，⑦服薬，⑧家計管理の8項目で構成されており，点数が高いほど IADL が自立していることを意味する.

4 認知症高齢者の日常生活自立度判定基準 ★★

- 認知症高齢者にあっては，自立度を5段階（Ⅰ・Ⅱ・Ⅲ・Ⅳ・M）にランク分けした判定基準をもとに注意深く観察する.

5 障害のある高齢者の日常生活自立度（寝たきり度）判定基準 ★★

- 日常生活の自立度の程度を，4段階（J・A・B・C）にランク分けした判定基準をもとに観察し評価する.

9章

障害児者歯科学

POINT

　障害をもった方々への歯科衛生士のかかわり方
は，各ライフステージや障害の内容や程度によっ
ても異なります．障害の概念についてはもちろん
のこと，障害の種類と歯科的特徴について，しっ
かり把握しておきましょう．

　また，【小児歯科学】【高齢者歯科学】や【歯科診療
補助論】【歯科保健指導論】でも複合的に出題され
ます．どの分野で出題されても困らないように，
ここでまとめて学習しておくとよいでしょう．

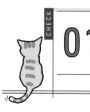

01 障害の概念

1 ノーマライゼーション ★★

- 高齢者や障害者が社会の中で生涯を通じて，可能な限りその人の年齢にふさわしい普通の生活を営み，個人の尊厳が守られ，自己決定のできる条件を社会が整備していくという理念．
- 通常の社会とは健常者も障害者も，若い人も高齢者も，男女も同じ経済と環境水準のもとで，各個人の個性や能力の多様性を受け入れて同じように，共に生活できるところとされる．
- わが国ではこの考え方が「障害者基本法」に導入されており，バリアフリー化はその具体化の1つである．

2 バリアフリー ★★

- 障害のある人の社会的活動や参加を困難なものにしている障害者周囲の障壁（バリア）を取り除くこと．

1）物理的バリア

階段や坂，狭い通路など歩行や車いすの通行障害となるバリア．

2）社会的バリア

資格や免許取得，就職などのときに支障となる制度や助成や受給における欠格条項や制限事項などのバリア．

3）情報のバリア

音声案内や点字，手話通訳，字幕放送などが不十分なため生活に必要なニュースが障害者に届かなかったり，趣味などが楽しめない文化・情報のバリア．

4）意識のバリア（心の壁）

障害者に対する無関心，無理解，誤解や偏見，差別などの人の心の中にあるバリア．

3 QOL〈Quality of Life〉 ★★

- 一般には「生活の質」，「生命の質」と訳される．
- 障害者の場合，何らかの障害を有しているため，日常生活に困難を伴うことが多く，QOLの低下がみられる．
- 歯科では咀嚼，呼吸，発音を歯科治療，歯科保健指導，摂食嚥下リハビリテーションで支援していくことが重要である．

4 障害者総合支援法　★

・障害種別間の格差を解消しつつ，介護などの日常生活支援や就労支援といった目的に応じたサービス体系に再編し，かつ利用者がサービス費用を応能負担することなどによって，障害者の希望と必要性に応じて全国どこでもサービスを受けられることを目指している.
・自立支援給付 (介護給付，訓練等給付，自立支援医療，補装具の支給)，地域生活支援事業が行われる.

5 国際生活機能分類〈ICF：International Classification of Functioning, Disability and Health〉　★

・人間の生活機能と障害の分類法として，2001 年世界保健機関〈WHO〉総会において採択された.
・ICF の考え方では，人間の生活を「心身機能と構造」，「活動」および「参加」を機軸として成り立っており，「障害」とは「機能不全」，「活動の制限」，「参加の制約」と考えた．そしてこれらの生活機能すべてに個人の健康状態および環境因子と個人因子が関わっていると示している.

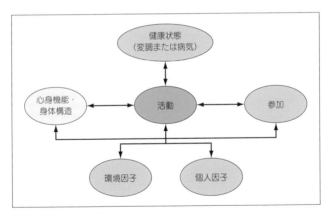

図　国際生活機能分類

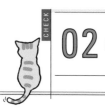

障害の種類と歯科的特徴①
─神経発達症候群

1 知的能力障害（知的発達症）　★★

本書では，現状広く使用されているDSM-5（精神障害の診断・統計マニュアル）の診断名を用いて解説するよ．

- 発達期に発症し，概念的，社会的，および実用的な領域における知的機能と適応機能両面の欠陥を含む障害である．
- 知的能力障害の重症度は適応機能に基づいて定義される．
- 知的能力障害の原因として，感染症（先天性風疹症候群，先天梅毒など），染色体異常（Down症候群など），代謝異常（フェニルケトン尿症など），物理的障害（低酸素症など）などがある．
- 発生頻度は人口の約1%である．

1）Down〈ダウン〉症候群
- 21番目の常染色体が3つ（21トリソミー）になることで生じる症候群．
- 発生頻度は約1,000人に1人で，染色体異常の中で最も多い．

(1) Down症候群の症状
- 顔貌の特徴：短頭（前後径が短い），両眼離開，瞼裂斜上，内眼角贅皮，内斜視，鞍鼻，低耳介
- 身体的特徴：低身長，筋肉の低緊張，肥満傾向，手の特徴的所見（猿線，第5指の単一屈曲線，太く短い指）
- 精神的特徴：精神遅滞，発達の遅れ（運動，言語）
- 合併症：先天性心疾患（心奇形），消化器奇形・障害，白血病，早期老化，易感染性

(2) 口腔と歯の特徴
- 歯の形態異常（矮小歯，円錐歯，単根歯など）と歯数の異常（先天欠如）
- 乳歯の晩期残存，永久歯の萌出遅延
- 歯列・咬合異常（狭口蓋，反対咬合など）
- 大舌症，溝状舌
- 歯周病

(3) 歯科治療における注意点
- 先天性心疾患がある場合は，抗菌薬を投与し，観血的処置による感染性心内膜炎を予防する．
- 環軸椎関節亜脱臼がある場合，無理な抑制をすると脱臼の恐れがある．

2 自閉スペクトラム症〈ASD；自閉症〉 ★★★

- ・幼児期から観察され,
   ①社会的コミュニケーションと対人相互関係の障害
   ②限定された反復的な行動・興味・活動
   ③症状は発達早期の段階で必ず出現する.
   ④社会や職業などに重大な障害を引き起こしている.
   の4項目を満たした場合に診断される.
- ・発生頻度は約1%で，男女比は4：1と男性に多い.

(1) 自閉性障害の症状

- ・相対的社会関係の障害：視線が合わない，感情を読み取れない，友達と遊べない，感情を共有できない.
- ・コミュニケーションの障害：発語の遅れがあるかまたは喋らない，オウム返し，会話ができない，奇声や独り言を発する.
- ・限局した興味や反復的な常同行動：限定された興味(固執)，常同行動.
- ・ときに優れた記憶力.
- ・問題行動：パニック，自傷行為，奇声，多動，攻撃行動，睡眠障害，摂食障害(拒食，過食)，著しい偏食.

(2) 口腔と歯の特徴

- ・自閉性障害患者に特有の歯と口腔の形態的特徴はない.
- ・多数歯う蝕，歯周疾患.
- ・異食や自傷行為で歯肉退縮や歯根露出，歯の脱落が生じることがある.
- ・てんかんによるフェニトイン服用患者では，歯肉増殖がみられる.

(3) 歯科治療における注意点

- ・受診時のサポートブックの確認，視覚支援，無理な課題を与えない，多動への対応，感覚過敏への対応，口腔健康管理

3 注意欠陥・多動症〈ADHD〉★★

- ・不注意(集中困難)，多動性，衝動性が主症状である.
- ・12歳前に症状が発症する.
- ・学童期の有病率は約5%で男子に多い.
- ・知的障害は認められない.

4 限局性学習症 ★

- ・全般的な知的発達に障害はないが，「読み」「書き」「算数」の3領域に特定したものの習得と使用に著しい困難を示すさまざまな状態を示すものである.
- ・有病率は学齢期の子どもで5～15 %，成人で約4%で男性に多い.

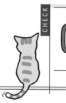

CHECK 03 障害の種類と歯科的特徴② ──運動障害（神経・筋系疾患）

1 脳性麻痺 ★★★

- 受胎から新生児期（生後4週以内）までに生じた，脳の非進行性病変に基づく永続的な，変化しうる運動および姿勢の異常をいう．
- 2歳までに発現する．
- 脳性麻痺では原始反射（非対称性緊張性頸反射，緊張性迷路反射，驚愕反射，咬反射）が残り続ける．

1) 脳性麻痺の分類

(1) 痙直型（痙性）
- 脳性麻痺の70〜80％を占める．
- 四肢を屈曲・伸展する場合，鉛管を屈伸するような抵抗感のあるタイプで，伸張反射が亢進した状態にある．

(2) アテトーゼ型（不随意型）
- 四肢が揺れ動き，なかなか随意運動ができない状態．

(3) 混合型
- 強直と不随意運動を併せもつもの．

2) 麻痺部位による分類

- **(1) 四肢麻痺**：四肢ともに同程度の麻痺を伴う．
- **(2) 両麻痺**：両下肢の麻痺が強く，上肢の麻痺が軽度である．
- **(3) 対麻痺**：両下肢の麻痺はあるが，上肢には麻痺がない．
- **(4) 片麻痺**：左右一側のみに麻痺がある場合で，上肢の麻痺が下肢よりも強い．
- **(5) 単麻痺**：四肢のいずれか1カ所のみに麻痺がある．

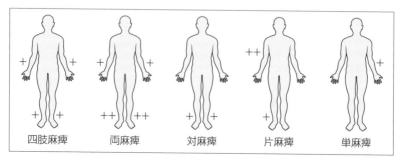

図　麻痺部位による脳性麻痺の分類

（新版 重症心身障害療育マニュアル）

3）脳性麻痺の症状

- 運動機能障害
- 姿勢の異常
- 摂食嚥下障害
- 合併症：知的障害，てんかん，眼の障害（斜視），言語障害，聴覚障害

4）口腔と歯の特徴

- 歯の構造異常（エナメル質形成不全）
- 狭窄歯列弓，下顎前歯部や下顎臼歯部の舌側傾斜
- 痙直型は開咬，上顎前突が多く，アテトーゼ型では咬耗を呈し，両側性平衡咬合となっていることが多い．
- 口腔清掃困難のためう蝕罹患率が高く，歯周疾患も多い．
- 摂食嚥下障害

2 筋ジストロフィー ★

- 筋線維の破壊・変性と再生を繰り返しながら，次第に筋萎縮と筋力低下が進行していく遺伝性筋疾患．
- デュシェンヌ型筋ジストロフィーと福山型筋ジストロフィーがある．

1）デュシェンヌ型筋ジストロフィーの症状

- 筋ジストロフィーの半数を占めており，日本では約3,500人に一人の割合で発症する．
- 約2/3はX連鎖劣性遺伝で，原則的には男性のみにみられる．
- 初期症状として，独歩の遅れや走れないなどの症状が1〜3歳頃にみられ，約10年以内に歩行困難となる．
- 呼吸筋や心筋の変性による呼吸不全や心不全によって，20歳前後で死亡する例が多い．

2）福山型筋ジストロフィーの症状

- 常染色体劣性遺伝で，9番遺伝子長腕に責任遺伝子がある．
- 日本人に多く，10万人に6〜12人の割合で男女ともに発現する．
- 全身の低緊張と筋力低下により，首すわりや寝返りが遅れる．
- 10代後半から心肺機能が低下し，心不全や呼吸不全，誤嚥性肺炎で死亡することが多い．

3）口腔と歯の特徴

- 筋力低下による閉口不全と開咬，歯列弓の拡大，仮性肥大による巨舌
- 異常嚥下癖（逆嚥下），開口状態による流涎や口腔乾燥
- 摂食嚥下障害

3 筋萎縮性側索硬化症〈ALS〉 ★★

- 脳から脊髄までの上位運動ニューロンと，脊髄から筋肉までの下位運動ニューロンが進行性に変性消失していく原因不明の疾患.
- <u>筋力低下</u>，<u>筋萎縮</u>，<u>球麻痺</u>を発症し，上肢機能障害，歩行や構音，嚥下，呼吸障害などが生じる.
- 進行は速く，人工呼吸器を用いなければ2～4年で死亡する.

球麻痺とは，延髄の嚥下中枢が機能しなくなった状態で，構音障害や嚥下障害，舌萎縮がみられる症状だよ.

1）口腔と歯の特徴

- 舌筋の萎縮，下顎反射の低下，構音障害と摂食嚥下障害が高頻度で出現する.
- 唾液の粘稠化と口腔機能の低下によって唾液嚥下が困難となり，流涎が認められる.

04 障害の種類と歯科的特徴③ ―感覚障害

1 視覚障害 ★

- 視覚障害では視力障害が主であり，日常生活や学習，あるいは運動や精神活動に大きな影響を与える.
- 視覚障害者に特有な歯科的特徴はない.
- 歯科治療では<u>点字</u>などを利用してコミュニケーションをはかる.

2 聴覚障害 ★

- 音波を伝える外耳や中耳の<u>伝音性障害</u>と，音を知覚する内耳，聴覚神経や脳の聴覚中枢不全による<u>感音性障害</u>がある.
- 聴覚障害者に特有な歯科的特徴はない.
- 歯科治療では<u>手話</u>や<u>筆談</u>を利用してコミュニケーションをはかる.

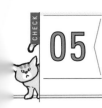

05 障害の種類と歯科的特徴④ ─精神および行動の障害

1 統合失調症 ★★

- 統合失調症は「思考と知覚の根本的で独特な歪曲, および不適切なあるいは鈍麻した感情によって特徴づけられる疾患」である.
- 一般人口における有病率が1％で性差はなく, その多くが20歳代に発症する.
- 思考の障害は「思考内容」の障害 (妄想) と「思考過程 (思路)」の障害に分けられる.
- 知覚の障害の代表が幻覚 (幻視, 幻聴, 幻臭, 幻味, 幻触), 統合失調症では幻聴が最も多い.
- 治療は抗精神病薬による薬物療法が中心である.

1) 口腔と歯の特徴

- 抗精神病薬の副作用による唾液分泌の減少や, 認知障害による口腔衛生状態の悪化が要因となり, う蝕や歯周病の罹患率が高い.
- 抗精神病薬の服用者は, オーラルジスキネジア (顎口腔周囲の不随意運動) やジストニア (顎口腔領域の筋緊張異常) がみられる.

2 てんかん ★★

- さまざまな原因で生じる慢性の脳疾患で, 大脳に異常な電気的興奮が起こり, 反復性の発作 (てんかん発作) を主徴とする.
- 特発性 (本態性) てんかん (原因が特定できない) と, 症候性てんかん (脳外傷, 脳炎, 脳血管障害, 脳腫瘍などの外因が認められる) がある.

1) 口腔と歯の特徴

- てんかん発作時の外傷によるもの：歯髄壊死, 歯冠や歯根破折, 歯の脱臼, 嵌入, 口唇裂傷, 舌の咬傷, 顎骨や歯槽骨骨折
- 薬物性歯肉増殖 (抗けいれん薬)

2) てんかん発作時の対応

- 発作時に体を揺すったり抑制したりしない.
- ほとんどの発作は数分以内に止まる.
- 舌を噛まないようにと, 口に割り箸などを入れない (歯の外傷や軟組織外傷を起こす).
- てんかん重積状態の場合は, 救急治療が必要となる.

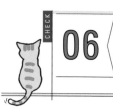

06 障害者の歯科治療

1 行動変容法　★★★

- ・行動変容法は，特別な設備や器具，薬剤などは必要としない心理学的アプローチに基づいた技法である.

1）レスポンデント条件づけ

(1) 刺激統制法
- ・恐怖や不快刺激のない環境を設定する.

(2) 脱感作法
- ・実際に器具に触れたり，音などを体験することによって，恐怖や不安を克服しているような状況をつくる技法.
- ・行動変容を行うときは，Tell-Show-Do〈TSD〉法やカウント法，ボイスコントロールを応用する. **CP①**

(3) フラッディング法
- ・脱感作法を行っても適応行動が得られない場合，強い不安や恐怖を引き起こす刺激を患者に曝す方法.

2）オペラント技法

(1) オペラント強化技法
- ・正の強化（好ましい行動に対して，正の強化子を与える）と負の強化（好ましい行動に対して，負の強化子を取り除く）とがある.
- ・正の強化子：飲食物，おもちゃ，シール，トークンなど
- ・負の強化子：抑制，拘束，叩く，罰など

(2) オペラント消去技法
- ・消去法，タイムアウト法，嫌悪療法がある.

(3) その他の技法
　①モデリング法 (模倣療法)
- ・他人の行動を観察させたり模倣させたりすることで，適応行動がとれるようにする.
　②遊戯療法
- ・ロールプレイなどを通して患者に歯科治療を模擬体験させたり，歯科治療の意義や手順を理解させる.
　③TEACCH プログラム
- ・特に自閉スペクトラム症の患者に応用され，言葉の理解ができない患者に対して，写真や絵カードなどの具体的なツール (視覚的媒体) を用いて，歯科治療の意義や手順などを示していく. **CP②**

(4) TEACCHプログラムにおける「構造化」

- 「構造化」とは，何かの活動を行う前にその活動を行いやすくするために環境を整えることで，主に自閉スペクトラム症の子どもやその家族の支援を目的としたTEACCHプログラムで用いられている手法である．
- TEACCHプログラムにおける「構造化」では，以下の3種類が提唱されている．
  ①物理的構造化（環境の構造化）：その場が何をする場か明確にする．
  ②時間の構造化（スケジュール）：次に何をするのかを分かりやすく伝える．
  ③活動の構造化（ワークシステム）：何を，どのくらい，どのように行えばよいかをわかりやすくする．

2 薬物的行動療法 ★★

1）前投薬

歯科治療前に，抗不安薬や精神安定剤などを服用して，歯科治療への協力を得ようとする方法．

2）笑気吸入鎮静法

亜酸化窒素〈N₂O〉（笑気）（20〜30％）と酸素（70〜80％）の混合ガスを吸入することによって，患者の意識を失わせずに不安や緊張を取り除く方法．

3）静脈内鎮静法

静脈内にマイナートランキライザーなどの精神安定剤を注入して，緊張や不安を取り除く方法．

4）全身麻酔

精神鎮静法では不適応行動や体動が完全になくならず，安全，確実な治療が行えないときに応用される．

3 体動の調整法 ★

- 知的障害患者や脳性麻痺患者に対し，安全で確実な歯科治療を行うために，体動の適切なコントロールが必要である．

1）生理学的コントロール

患者の身体を楽な状態にして，リラックスした状態で歯科治療を行う．

2）神経学的コントロール

姿勢や運動に障害のある患者に対して行う．

3）物理的コントロール

バスタオルや抑制帯，レストレイナーなどで患者を固定し，体動を減らす方法．

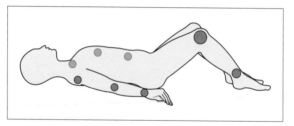

図　身体を固定する部位 (●)
内臓圧迫や骨折防止のため，頸部や胸部，腹部 (●) を押さえてはな
らない．

4 健康支援と口腔健康管理　★★

・障害児のために行う医療と保育・養育を療育という．
・障害者は定期的に歯科健診を受ける機会は少なく，口腔疾患が見逃されることが多
　い．
・口腔健康管理は障害者本人にすべてを任せることはできないので，家族や職員によ
　るホームケア，歯科医師や歯科衛生士によるプロフェッショナルケアを行っていく
　必要がある．

Check Point

① TSD法って何？
② TEACCH プログラムの適応は？

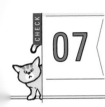

07 障害者の摂食嚥下障害とリハビリテーション

1 摂食嚥下障害 ★★★

・摂食嚥下障害は，摂食嚥下に関連する器官やそれに関連する神経機能の障害により，食べる能力が低下した状態である．
・摂食嚥下は①先行期，②準備期，③口腔期，④咽頭期，⑤食道期の5期に分けられる（p.194参照）．

2 摂食嚥下障害と口腔管理 ★★

・麻痺などの機能障害のために自ら口腔のセルフケアが行えないため，障害者の口腔内環境はよくない．
・舌苔やプラークは歯周病や誤嚥性肺炎の原因となる．
・劣悪な口腔内環境は，感覚器としての舌や咽頭の機能（味覚や感覚）を低下させ，食物の口腔内認知や嚥下反射を低下させる．
・嚥下関連器官の機能が低下し，廃用による嚥下障害を発症する．

3 摂食嚥下障害と栄養管理 ★★

・摂食嚥下障害患者では慢性的に脱水や低栄養に陥る危険性が高く，適切な栄養管理が必要である．
・経口摂食が困難な状態であれば，経管栄養や胃瘻などを検討する．

4 摂食嚥下機能のスクリーニング検査（p.196参照） ★★★

(1) 反復唾液嚥下テスト〈RSST〉
(2) 改訂水飲みテスト〈MWST〉
(3) 段階的フードテスト〈FT〉
(4) 頸部聴診
(5) 咳テスト

5 摂食嚥下機能の精密検査（p.197参照） ★★★

(1) 嚥下造影検査〈VF〉
(2) 嚥下内視鏡検査〈VE〉

6 摂食機能療法 (p.197参照) ★★★

・摂食機能療法は,
　①摂食介助法 (食環境指導, 食介助指導, 食内容指導)
　②機能訓練
　のアプローチからなる.

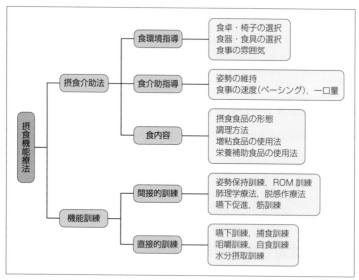

図　摂食機能療法

7 よくみられる摂食時の症状と指導　★★

1) 口からぼろぼろこぼす

・捕食時のこぼれ➡介助法, 食具の工夫
・咀嚼時のこぼれ➡姿勢の工夫, 食物形態の工夫, 声かけ (意識の集中)
・嚥下時のこぼれ➡姿勢の工夫, 食物形態の工夫

2) 流涎 (よだれ) が多い

・唾液貯留の知覚が悪い➡口腔のケア
・鼻呼吸ができにくい➡鼻呼吸訓練
・口唇閉鎖が悪い➡口唇閉鎖訓練

3) 口に溜めて飲み込めない

・食物認知が悪い➡介助の工夫, 香りの工夫
・口腔内の知覚が悪い➡口腔清掃の工夫, 温度の変化
・食事拒否➡反発, 混乱, 介助者嫌い, 味がまずい

8 小児の摂食嚥下障害を引き起こす主要な疾患 ★★

- (1) **未熟性**：低出生体重児，早産児
- (2) **解剖学的構造異常**：唇裂，口蓋裂，不正咬合，う蝕，口腔粘膜の異常，小顎症など
- (3) **神経，筋の異常**：脳性麻痺，染色体異常，進行性筋ジストロフィーなど
- (4) **咽頭・食道機能障害**
- (5) **全身，内臓疾患**：心疾患，呼吸器疾患
- (6) **精神，心理的問題**：摂食拒否，嗜好，反芻など

9 成人，高齢者の摂食嚥下障害を引き起こす主要な疾患 ★★

- (1) **中枢神経の障害**：脳血管障害，脳腫瘍，パーキンソン病など
- (2) **神経—筋接合部の疾患・筋疾患**：重症筋無力症，筋ジストロフィー，膠原病など
- (3) **心因性，その他**：神経性食欲不振症，うつ病，心身症，認知症

10 摂食嚥下リハビリテーションに関わる職種の特徴と役割 ★★★

1）医師
- ・患者の全身状態の管理を行いながら，摂食嚥下機能の検査，診断および訓練の指示を行う．

2）歯科医師
- ・う蝕，歯周病，義歯などの歯科処置とともに，摂食機能に関する臨床所見をとり，診断を行う．

3）歯科衛生士
- ・口腔衛生状態の改善と患者，家族，介護者に対する口腔清掃指導を行う．

4）看護師
- ・患者の全身管理と精神的，環境的支援を行う．

5）言語聴覚士〈ST〉
- ・口腔周辺の機能のほかに，認知や高次脳機能についての評価を行い，摂食嚥下障害の原因と解決のための方策を探る．

6）理学療法士〈PT〉
- ・嚥下機能に影響を与えている頭頸部や胸郭の可動域拡大や筋緊張の調整を行ったり，誤嚥物や痰の喀出機能を高めたりする呼吸リハビリテーションを行う．

7）作業療法士〈OT〉
- ・自己摂食のための利き手交換訓練や食事時の椅子やテーブル，障害に対応した食器具（自助具）の選定や調整を行う．

8）管理栄養士
- ・食物形態の調整を含む食事内容の設定を行い，栄養状態の把握や献立の作成，患者・家族への栄養指導や嚥下食づくりの指導を行う．

◉ 参考文献

1) 全国歯科衛生士教育協議会監修：歯科衛生学シリーズ　歯科放射線学．医歯薬出版，東京，2023.

2) 全国歯科衛生士教育協議会監修：最新歯科衛生士教本　歯の硬組織・歯髄疾患　保存修復・歯内療法．医歯薬出版，東京，2010.

3) 全国歯科衛生士教育協議会監修：歯科衛生学シリーズ　歯周病学．医歯薬出版，東京，2023.

4) 全国歯科衛生士教育協議会監修：最新歯科衛生士教本　咀嚼障害・咬合異常1　歯科補綴．医歯薬出版，東京，2009.

5) 全国歯科衛生士教育協議会監修：歯科衛生学シリーズ　歯科補綴学．医歯薬出版，東京，2023.

6) 全国歯科衛生士教育協議会監修：歯科衛生学シリーズ　口腔外科学・歯科麻酔学．医歯薬出版，東京，2023.

7) 全国歯科衛生士教育協議会監修：歯科衛生学シリーズ　歯科矯正学．医歯薬出版，東京，2023.

8) 全国歯科衛生士教育協議会監修：歯科衛生学シリーズ　小児歯科学．医歯薬出版，東京，2023.

9) 全国歯科衛生士教育協議会監修：歯科衛生学シリーズ　高齢者歯科学．医歯薬出版，東京，2023.

10) 全国歯科衛生士教育協議会監修：歯科衛生学シリーズ　障害者歯科学．医歯薬出版，東京，2023.

11) 日本糖尿病学会：糖尿病診療ガイドライン2019.

12) ICRP Publ. 41：Nonstochastic Effects of Ionizing Radiation. *Ann. ICRP.* 14 (3)，Pergamon Press, Oxford, 1984

13) 河上智美編著：歯科国試パーフェクトマスター小児歯科第5版．医歯薬出版，東京，2022.

14) 桧垣旺夫著：カラーアトラス小児歯科の臨床．医歯薬出版，東京，1991.

15) 厚生労働省：授乳・離乳の支援ガイド（2019年改定版）．2019.

16) 日本歯科医学会：口腔機能発達不全症に関する基本的な考え方．令和4年4月．

17) 日本歯科医学会：重点研究委員会2018.

18) 岡田喜篤監修：新版　重症心身障害療育マニュアル．医歯薬出版，東京，2015.

19) 公益社団法人日本歯科衛生士会監修：歯科衛生士のための摂食嚥下リハビリテーション　第2版．医歯薬出版，東京，2019.

歯科衛生士国家試験 直前マスター③
チェックシートでカンペキ！臨床科目
令和4年版出題基準対応　　　　　　　ISBN978-4-263-42318-9

2023年9月25日　第1版第1刷発行
2024年5月10日　第1版第2刷発行

編　集　歯科衛生士
　　　　国試問題研究会

発行者　白　石　　泰　夫

発行所　医歯薬出版株式会社

〒113-8612　東京都文京区本駒込1-7-10
TEL.(03) 5395-7638(編集)・7630(販売)
FAX.(03) 5395-7639(編集)・7633(販売)
https://www.ishiyaku.co.jp/
郵便振替番号 00190-5-13816

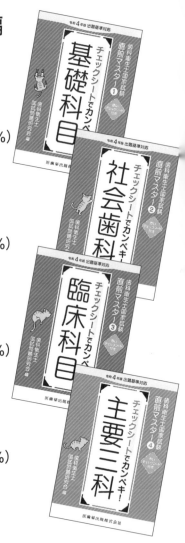